Dr. Robert A. Buist

Sauerstoff-mangel-syndrom

EIN FALL FÜR ENZYM-HEFEZELLEN

W0048302

Vorwort – zur ersten Auflage

Herr Dr. Robert A. Buist hat sich bereits seit vielen Jahren einen Namen gemacht. Er versteht es, neue Entwicklungen und Aspekte der eumetabolischen Therapie allgemein verständlich darzustellen. Teilweise mit sehr einprägsamen und humorvollen Illustrationen. Sein Buch über die Orotate, welches einige Jahre nach der Einführung der Orotate durch mich nach 1968 erschien, ist in seiner Art bis heute unübertroffen. Jedenfalls werde ich oft von Patienten aus der englisch sprechenden Welt auf dieses Büchlein angesprochen. Sein neues umfangreiches Buch über die „Sauerstoffhunger-Syndrome" ist wiederum ein Meisterwerk. Wichtige, teilweise komplizierte Vorgänge des Zellstoffwechsels, werden sehr verständlich, auch für ein allgemeines Publikum dargestellt.

Sehr wichtig ist nun, dass Buist eine praktisch lückenlose Auflistung an Wirkstoffen und Prinzipien bietet, welche geeignet sind, den Schaden von Mitochondrien und anderen wichtigen metabolischen Strukturen abzulenken. Eine ganz besondere Rolle spielt jedoch diese Monographie von Buist, weil hier erstmalig qualifiziert auf das Chronicle Fatigue Syndrom (CFS) – chronisches Müdigkeitssyndrom – eingegangen wird. Buist führt aus, dass bei den im Raum von Sydney und anderen australischen Großstädten untersuchten CFS-Patienten ausgeprägte metabolische Schäden im mitochondrialen System, in den dort verankerten Atmungsketten, im Laktatstoffwechsel und im Bereich der Zellmembranen zu finden sind. Er führt aus, dass bei CFS-Patienten gehäuft chemische Substanzen gefunden werden, die potentiell membrantoxisch sind.

Ich hatte vor zwei Jahren in einer US-Fachzeitschrift (Townsend Letter for Doctors) mitgeteilt, dass sich das CFS-Syndrom hauptsächlich in Gegenden findet, in denen besonders zahlreiche Automobile mit Katalysatoren im Einsatz sind. Wir wissen heute, dass Kat-Autos Phosphorsäureester (Nervengas) abgeben, ferner Enole, sowie das Lungen-kampfgas Phosgen. Auch diese Giftstoffe sind geeignet, das CFS-Syndrom zu erzeugen. Aus dieser Sicht ist die Mono-graphie von Buist nicht nur eine interessantere Retro-spektive, sondern auch eine überaus wichtige Einführung in die Problematik des Zusammenhanges zwischen CFS und fortgeschrittener Verseuchung der Atemluft.

Dr. Hans A. Nieper
Past-Präsident, DGfO

Einleitung:
„Mitochondriale Krankheiten"

Sauerstoff regelt den Metabolismus des Menschen und hält ihn am Leben. Der gleiche Sauerstoff kann jedoch einer der am meisten zerstörenden Wirkstoffe des Körpers sein, wenn er nicht durch ein komplexes System von biologischen Prüfeinrichtungen und spezifischen schützenden Nährstoffen, die Antioxidantien genannt werden, gesteuert wird. Der biologische Verwendungszweck von Sauerstoff liegt in den Mitochondrien- Kraftwerken jeder Zelle, in denen Nährstoffe letztendlich verbrannt werden, um den Körper mit Energie zu versorgen. Es wurde kürzlich nachgewiesen, dass diese Mitochondrien für genetische Defekte und eine chemisch ausgelöste Schädigung äußerst anfällig sind und der Ort einer gemeinsamen biologischen Schwäche für eine ganze Reihe moderner Krankheiten sein können, zu welchen die ischämische Herzerkrankung, Krebs, Altersdiabetes, die Alzheimer-Krankheit, Multiple Sklerose und die Parkinson-Krankheit gehören.

Bei all diesen „mitochondrialen Krankheiten", wie sie üblicherweise genannt werden, liegt eine Fehlfunktion der den Sauerstoff verbrauchenden Enzyme vor, die an der Energieerzeugung für den Körper beteiligt sind. Diese biochemische Läsion kann eine großen Zahl von Symptomen zur Folge haben, von welchen fast jedes Organ oder Gewebe betroffen ist, insbesondere die Muskeln und das Gehirn, und zu welchen chronische Müdigkeit und neurologische Störungen wie Anfälle, Ataxie (instabiler Gang), Demenz, Bewegungsstörungen und peripherale Neuropathie gehören. Andere Merkmale schließen laktische Azidose, Retinopathie, Ophthalmoplegie, Taubheit, Kleinwüchsigkeit, Kardiomyopathie, Herzüberleitungsstörungen und Funktionsstörungen der Nieren, des Blutes und der Drüsensysteme ein. Forscher suchen jetzt nach Wegen, um die metabolischen Blocks bei diesen betroffenen Mitochondrien zu umgehen oder zu beheben. Diese Wirkstoffe sind keine neue Gruppe von fortgeschrittenen Medikamenten, sondern eher spezifische von den Nahrungsmitteln abgeleitete Nährstoffe mit Bezeichnungen wie Coenzyme, Redoxmittel, Spurenelemente, Bioflavonoide, Anthocyanine und metabolische Substrate, die eine einzigartige Gruppe von biochemischen „Störungssuchern" mit speziellen Aufgaben wie „Aufwischen", „Reparieren" und „Umgehen" von biochemischen Läsionen bilden, insbesondere jener Läsionen, von welchen die wichtigen sauerstoffverbrauchenden und energieerzeugenden Funktionen der Mitochondrien betroffen sind.

Bevor wir uns diesem faszinierenden Thema zuwenden, werden wir kurz und so einfach wie möglich einige der grundlegenden biochemischen Prozesse zusammenfassen, die an der Art beteiligt sind, wie Zellen Energie erzeugen, und insbesondere die wichtige Rolle darstellen, die Sauerstoff in diesem Prozess spielt.

Die Bedeutung des Sauerstoffs

Der Körper bezieht seine Energie von der Verdauung und dem Katabolismus der drei Hauptnährmittel – Kohlenhydrate, Proteine und Fette. Kohlenhydrate werden in Glukose, Proteine in Aminosäuren und Fette in Glyzerol und Fettsäuren umgewandelt. Diese kleineren Nahrungsmittelbestandteile lassen sich durch spezifische biochemische Wege im Innern der Zelle weiter abbauen, um Energie für den Körper zu erzeugen. Diese Energie wird in kleinen Molekularbatterien gespeichert, die ATP (Adenosintriphosphat) genannt werden.

Jede Zelle hat zwei Hauptmechanismen für die Energieproduktion. Der erste findet im Zytoplasma jeder Zelle statt und wird als Glykolyse bezeichnet. Es handelt sich um einen Enzymprozess, mit dem (auf dem glykolytischen Weg) Glukose in Pyruvatsäure oder Milchsäure abgebaut wird (siehe Abbildung 1, Seite 8). Dieser Prozess benötigt keinen Sauerstoff, weil er zu einem frühen Zeitpunkt der beginnenden Entwicklung der Zellen entstand, als die Erdatmosphäre wenig Sauerstoff enthielt, und er erzeugt somit nur acht Mole des Energiespeichermoleküls ATP. Dies macht nur rund 20 Prozent der möglichen Energieversorgung der Glykose aus.

Der zweite Mechanismus zur Energieerzeugung entwickelte sich vor rund 600 Millionen Jahren, als die einzelligen Organismen, wie Algen und Plankton auf der Erde erschienen. Mit Hilfe des Sonnenlichtes und des Photosyntheseprozesses waren diese Zellen in der Lage, das Kohlendioxid in der Erdatmosphäre aufzunehmen und konnten lange Ketten von Kohlenhydraten, Fetten und Proteinen bilden und bei diesem Prozess Sauerstoff freisetzen. Erst dann war es den primitiven Zellen möglich, Spezialenzyme herzustellen, um den Sauerstoff für die Energieproduktion zu nutzen.

Beim Menschen befindet sich der glykolytische Weg im Zytoplasma der

Zellen, während die Mitochondrien genannten intrazellulären Organellen zu den sauerstoffverbrauchenden Kraftwerken der Zellen geworden sind. Mit Hilfe der Mitochondrien können während der Oxidation von Glukose zu Kohlendioxid, Wasser und Energie (siehe Abbildung 1, Seite 8). insgesamt 38 Mole des ATP gebildet werden. Daher die Zufuhr der restlichen 80 Prozent der aus dem Glukosemolekül gewonnenen Energie durch die Mitochondrien, welche die Hauptenergieerzeuger jeder Körperzelle sind.

Alle Probleme, von welchen die Funktion der Mitochondrien betroffen ist, werden sich nachteilig auf alle Körperfunktionen auswirken, für die Energie erforderlich ist. Die Sauerstoffzufuhr zu den Mitochondrien erfolgt über spezialisierte rote Blutkörperchen, die Erythrozyten genannt werden. Jede Minute erzeugt das Knochenmark 160 Millionen neue Erythrozyten, die vier Monate lang, bevor sie von der Milz aus dem Verkehr gezogen und als Ersatzteile wiederaufbereitet werden, pro Tag rund 700 Liter Sauerstoff in die Körperzellen befördern. Die Sauerstoffspannung in der Lunge ist hoch, damit Sauerstoff leicht zu den Hämoglobinmolekülen in den roten Zellen angezogen wird. In den Geweben der anderen Körperorgane jedoch ist die Sauerstoffspannung niedrig und die Kohlendioxidspannung hoch. Dieses Differential führt zu einem lebenswichtigen Austausch von Sauerstoff gegen das Kohlendioxid, das in den Zellen aller Gewebe des Körpers als Endprodukt des Metabolismus erzeugt wird.

Abbildung 1

Zwei Mechanismen zur Energieerzeugung in der Zelle
(Zytoplasmische Fermentierung und mitochondriale Oxidation).

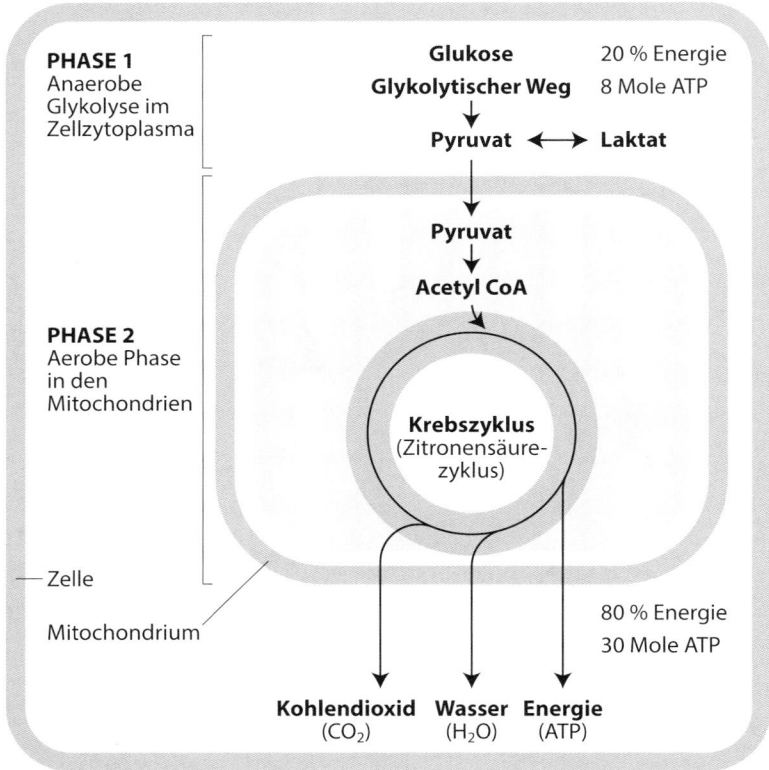

Die kleinen länglichen Mitochondrienkraftwerke in jeder Gewebezelle haben eine Länge von rund 1 m und bestehen aus einer doppelten Membranschicht. Auf der inneren Schicht befinden sich die Enzyme des Krebszyklus (auch Zitronensäurezyklus genannt), die kleine Molekularkomponenten (Substrate), die aus den Kohlenhydraten der Ernährung gewonnen werden, oder andere Quellen, wie z. B. Protein oder Fett, zur Erzeugung der Hochenergiespeichermoleküle mit der Bezeichnung ATP nutzen können. Beachten Sie, dass für diesen Prozess auch Vitamine, Mineralstoffe, Coenzyme etc. erforderlich sind, welche die Zündkerzen sind, die den Antrieb des Krebszyklus unterstützen (siehe Abbildung 1, Seite 11).

Während des Abbaus dieser verdauten Nahrungsmittelbestandteile wird Kohlendioxid erzeugt und durch das Hämoglobin aus den Zellen entfernt. Das Wasserstoffendprodukt derselben Nahrungsmittelbestandteile wird über eine spezialisierte „Atemkette" von Enzymkomplexen transportiert, zu welchen verschiedene eisenhaltige Cytochrome gehören. Wenn der Wasserstoff das als Cytochromoxidase bezeichnete Endcytochrom erreicht, wird es mit Sauerstoff kombiniert und bildet H_2O (siehe Abbildung 1, Seite 14).

Die Mitochondrien sind also die Zellstrukturen, in welchen die meiste Energie aus unseren Nahrungsmittelbestandteilen erzeugt und in Form von ATP gespeichert wird. Dieser Prozess wird als oxidative Phosphorylation bezeichnet. Das restliche Kohlendioxid wird durch die roten Blutkörperchen, Restwasserstoff wird durch Kombination mit Sauerstoff entfernt.
Die an den mitochondrialen Prozessen beteiligten Enzyme passen eng zueinander. Somit sind die Enzyme des Krebszyklus und der Atemkette miteinander verbunden, um die Energieübertragung während der oxidativen Phosphorylation zu erleichtern. Hier besteht eine Parallele zu den Streichern, Holzbläsern und Schlaginstrumenten eines Symphonieorchesters, die eng zusammenarbeiten. Die Präzision und Qualität jeder Musikergruppe und ihrer Instrumente sind für das Ergebnis entscheidend.

Ohne Zellatmung wird kein ATP gebildet und ebenso wird es ohne ATP keine Atmung geben. Alle biologischen Reaktionen des Körpers werden von diesem einzigartigen Prozess angetrieben (mechanisch: Muskelkontraktion; chemisch: Biosynthese; osmotisch: Transport von Substanzen durch die Membranen; elektrisch: Nervenleitung; kalorisch: Wärmeerzeugung, etc.).

In den letzten Jahren häufen sich Nachweise dafür, dass die Integrität der Mitochondrien möglicherweise einer der grundlegendsten Faktoren für die Gesundheit des Menschen ist. Es ist jetzt weithin bekannt, dass die Zellen aller unserer Gewebe und Organe ständig erneuert werden. Bei diesem Erneuerungsprozess kann es aufgrund von pathogenen Mikroorganismen oder Umweltverschmutzung, durch toxische Substanzen, die mit dem Essen, der Luft oder dem Wasser aufgenommen werden, zu Zellschädigungen kommen. Die Einführung dieser fremden Substanzen in unseren Körper verursacht toxische „ungebundene Radikale", die den Oxidationsprozess im Innern der Mitochondrien hemmen können, indem sie die Mitochondrialmembranen, Enzyme und Atemkette und somit die Bildung von ATP schädigen. Dieser Schaden wird durch einen niedrigen Status von schützenden antioxidanten Mikronährstoffen im Körper weiter vergrößert, zu welchen die Vitamine A, E, K, C, Carotenoide, Zink, Kupfer, Selenium, Mangan, Cystein, Glutathion und viele andere Substanzen mit geringem Molekulargewicht gehören, die die Zellen vor „ungebundenen Radikalen" schützen, die aus der Umgebung gewonnen oder bei normalen biologischen Prozessen endogen erzeugt werden.

Abbildung 2

Pyruvat und andere Substrate des Krebszyklus werden mit Hilfe der
Coenzyme, Vitamine und Minerale abgebaut und bilden Kohlendioxid
(CO₂), Wasser und Energie (ATP).

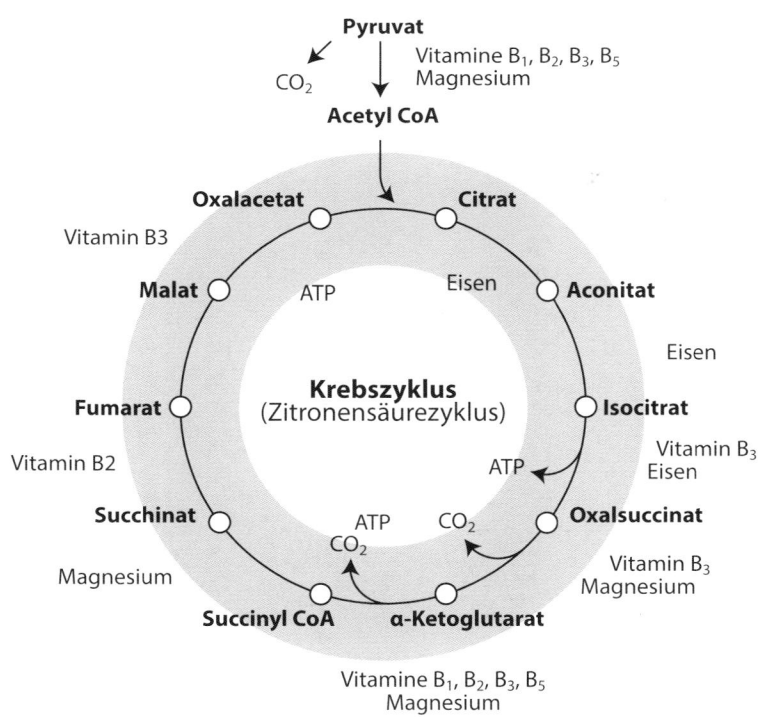

Fehlfunktionen der Mitochondrien beeinträchtigen das Zellenwachstum, indem sie die Synthese unseres genetischen Materials (Ribonukleinsäure (RNS) und Desoxyribonukleinsäure (DNA)) sowie der Proteine, Enzyme, Hormone und Immunoglobuline unterbrechen. Alle Zellfunktionen werden beeinträchtigt. Im Laufe der Zeit lässt sich leicht feststellen, dass sich neue Zellen von alten Zellen sowohl morphologisch als auch physiologisch unterscheiden. Die Degeneration der Zellen ist offensichtlich. Zellen unterscheiden sich manchmal so sehr voneinander, dass der Körper beginnt, sie als fremd anzusehen, und wir stellen eine Zunahme der Autoimmunreaktionen fest. Sichtbare Deformationen von Mitochondrien werden mit dem Verlust der normalen Differenzierung in Zusammenhang gebracht und die Widerstandsfähigkeit der Zellen geht verloren, was eine zunehmende Anfälligkeit für Virusinfektionen und Tumorwachstum zur Folge hat.

Mitochondriale und degenerative Erkrankungen

Je mehr wir über die Mitochondrien erfahren, desto mehr können wir nun ihre extreme Verwundbarkeit vom Standpunkt ihrer Anfälligkeit für mitochondriale DNA-Mutationen (mtDNA) und auch Umweltschäden verstehen, die sich auf die wichtigen, in den Mitochondrien enthaltenen Enzymkomplexe auswirken. Da sich die Zellen ständig erneuern, stellt sich ein einzelnes Zusammentreffen mit einem Giftstoff möglicherweise nicht als signifikant heraus, doch könnten für Dr. Anthony Linnane vom Zentrum für Molekularbiologie und Medizin an der Monash University in Australien Häufungen von mitochondrialen Genommutationen im Laufe eines Lebens eine der Hauptursachen von bekannten Krankheiten sein.

Seit vielen Jahren haben die Forscher die Bedeutung der Fehlerhäufung in der nuklearen DNA erkannt. Die mitochondriale DNA (mtDNA) blieb jedoch praktisch unberücksichtigt. Trotz der Tatsache, dass jedes Mitochondrium zwischen zwei und 20 Kopien der Genome enthält und es in jeder Zelle hunderte von Mitochondrien geben kann. Das Hauptaugenmerk richtet sich auf die extreme Anfälligkeit der mtDNA, Schaden zu erleiden, der entweder spontan oder durch ungebundene Radikale ausgelöst wird. Man nimmt heute an, dass der Rückgang der Funktionsfähigkeiten der Zellen mit zunehmendem Alter mehr auf dem Verlust der Integrität der Mitochondrien beruht als auf einer Schädigung der nuklearen DNA. (1)

Wir wissen jetzt, dass genetische Mutationen, gleich ob sie spontan ausgelöst oder durch chemische Mutagene verursacht werden, sich nicht gleich auf die mtDNA und DNA auswirken. Das Mitonchondrialgenom des Menschen ist sehr klein und enthält nur 16.596 Basispaare (d.h. die Perlen, die das mitochondriale DNA-Molekül enthalten), im Vergleich zu der chromosomalen DNA, die über rund 1.000 Millionen Basispaare verfügt.

Nur sieben Prozent der nuklearen DNA-Genome werden gleichzeitig ausge-bildet {oder werden zur Zellumgebung geöffnet) und sind somit stark gegen Angriffe der „ungebundenen Radikalen" geschützt, wohingegen die Aus-bildung aller mitochondrialen Genome für Wartung, Reparatur und Her-stellung neuer Enzyme für die mitochondriale Atemkette und das oxidative Phosphorylationssystem erforderlich ist. Die mtDNA ist somit extrem anfällig für durch ungebundene Radikale ausgelöste Schädigung. (1)

Abbildung 3

Die Atemkette – ein Förderband für die Weiterbeförderung von Wasserstoff aus Nahrungsmitteln (H^+ Protone) und zur Energieerzeugung in Form von ATP.

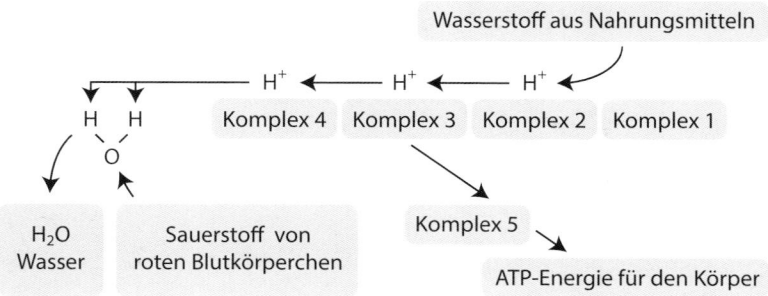

Biochemisch wird dieser Prozess oxidative Phosphorylierung genannt und stellt die Art der Erzeugung von ATP in den Mitochondrien dar. Elektronen werden von aus Nahrungsmitteln erhaltenen Substraten in den Sauerstoff übertragen und Protone (H +) werden durch die innere Mitochondrial-membran transportiert, um sich mit Sauerstoff zu verbinden.

Die mtDNA des Menschen ist auch eines der am wirtschaftlichsten ver-
packten Genome aller Lebensformen auf der Erde. Sie enthält dreizehn proteincodierende Gene, welche die Herstellung von spezifischen fettlöslichen
Teilen (Untereinheiten) des mitochondrialen respiratorischen Enzymkomplexes steuern. (2) Zu diesen gehören sieben Untereinheiten der NADH-
Ubiquinon-Reduktase (Atemkomplex I), das Apocytochrom b des Ubiquinon-
Cytochrom-C-Reduktasekomplexes (Atemkomplex III), drei Einheiten des
Cytochrom-C-Oxydasekomplexes (Atemkomplex IV) und zwei Untereinheiten
der ATP-Synthese (Atemkomplex V) (siehe Abbildung 1, Seite 14). **Diese Produkte
werden mit anderen Protein-Untereinheiten kombiniert, die durch die nukle-
are DNA codiert sind, und in funktionale Enzymkomplexe eingeführt, aus
welchen sich die Atemkette zusammensetzt.**

Der Rest der Mitochondrialgenome enthält genetische Informationen, die für
den Aufbau eines funktionalen mitochondrialen Proteinsynthesesystems von
wesentlicher Bedeutung sind und es wird kein Raum verschenkt. In der Tat
überlappen sich verschiedene proteincodierende Gene. Anders als die
chromosomale DNA wird die mtDNA nicht spezifisch durch Protein geschützt
und ist daher weniger gegen Mutation oder Schädigung durch „ungebundene
Radikale" geschützt. Ein Mutationsereignis oder eine chemisch ausgelöste
Schädigung in der nuklearen DNA könnte sehr wahrscheinlich einen nicht
ausgebildeten oder weniger wichtigen Bereich des Genoms beeinträchtigen.
Dies ist bei der mtDNA nicht der Fall, bei der jeder Schaden einen
funktionswichtigen Teil des Genoms beeinträchtigen muss. Die Mutationsrate
der mtDNA ist mindestens zehnmal größer als die der nuklearen DNA. (3)

Die Situation ist noch schlechter, wenn auch erkannt wird, dass die
mitochondriale DNA kein Reparatursystem besitzt. Somit werden Zellen, die
große Mengen von mitochondrialen Mutationen ansammeln, insbesondere,
wenn spezifische Organe erhöhtem biologischen oder chemischen Stress
unterliegen, schwer betroffen. Unter diesen Umständen besteht gestiegener

Bedarf der Zelle für den mitochondrialen oxidativen Metabolismus, dies jedoch angesichts von bioenergetisch inkompetenten Zellen. Zunehmender Rückgang der Wirksamkeit der zellulären oxidativen Phosphorylation in den Geweben ist sicherlich ein Schlüsselfaktor im normalen Alterungsprozess.

In extrem stresshaltigen Situationen, welche die Exposition des Wirts gegenüber Pathogenen, Toxinen, Chemikalien und anderen stresserzeugenden Umweltelementen einschließen, kann es zu einem übermäßigen Energiebedarf des Gewebes kommen, der höchstwahrscheinlich zu schweren Beeinträchtigungen der Zellfunktionen mit pathologischen Folgen führen wird, zu welchen die Bildung von Tumoren und sogar der Tod gehören können.

Vor vielen Jahren hat der deutsche Arzt und Forscher Dr. Dr. Seeger die Möglichkeit vorgeschlagen, Defekte in den mitochondrialen Enzymkomplexen durch orale Einnahme von geeigneten Redoxsubstanzen, wie z. B. Rote-Bete-Produkte, Holunderbeeren, carotenoidhaltige Gemüse und Propolis, um nur einige zu nennen, zu umgehen. Der grundlegende Gedanke hier war, dass diese Substanzen ausgezeichnete Wasserstoff-(Proton-) Akzeptoren waren und den Rückstand des mitochondrialen Wasserstoffs leicht absorbieren könnten, der aus den Nahrungsmittelsubstraten, die sich aufgrund der Blockierung in der Atemkette angesammelt hatten, im Krebszyklus erzeugt wurde. Um die Vorstellungen von Dr. Dr. Seeger und seiner Kollegen entstand eine ganze Subkultur der biologischen Medizin, und dieser Gedankengang wurde auf die Behandlung von Erkrankungen angewendet, zu welchen Krebs, chronische Müdigkeit, Depression, Schizophrenie und Multiple Sklerose gehören.

Vor dem Hintergrund der intensiven Erforschung von Natur und Funktion der Mitochondrien und ihres fortgeschrittenen Enzymsystems gehen Dr. Dr. Seegers frühere Gedanken in jüngerer Zeit in die Hauptströmung der biologischen Medizin ein. Professor Anthony Linnane und Associate Professor Sangkot Marsuki von Monash Centre für Molekularbiologie und Medizin in Victoria, Australien, veröffentlichten in der Ausgabe des Lancet 1 vom 25. März 1989 eine Hypothese, in der vorgeschlagen wurde, dass bestimmte gewöhnliche Substanzen, einschließlich Vitamin C, Vitamin K und Coenzym Q 10 zur Umgehung eines Zusammenbruchs innerhalb der Zellenergiekette verwendet werden könnten.

Dort heißt es:

„Wenn die mitochondriale Mutation somit zu einem Funktionsdefekt von Komplex I und/oder III der Atemkette geführt hat, wird die Frequenz der Atmung und der ATP-Synthese geringer sein. Diese Veränderung wird nicht nur aufgrund einer direkten Wirkung der defekten Komplexe I und III auftreten, sondern auch weil der Umfang des Elektronentransportes in den normalen Komplex IV reduziert sein wird. Durch diätetische oder pharmakologische Hinzufügung einer geeigneten Redoxsubstanz (z.B. Ascorbinsäure) würde die normale Funktion von Komplex IV wiederhergestellt und dabei dem Gewebe mehr chemische Energie zur Verfügung gestellt, die ausreicht, um den Zellen die Reaktion auf Stress zu ermöglichen, der sonst zu einer Gewebeschädigung geführt hätte. Verschiedene Oxidation-Reduktionsträger werden bei mitochondrialen Untersuchungen zur Umgehung spezifischer Blocks in der Atemkette in vitro routinemäßig verwendet, einige wurden bereits klinisch bei mitochondrialen Störungen beim Menschen eingesetzt. Zu diesen Redoxsubstanzen gehören Ubiquinol (Coenzym Q 10), Menadion (Vitamin K) und Ascorbinsäure (Vitamin C). Wenn sich unsere Hypothese bestätigt, können neue Zusammensetzungen mit spezifischen Redoxpotentialen, die zur Reaktion auf die verschiedenen Elektronentransportkomplexe ausgelegt sind, zur klinischen und präventiven Verwendung rationell entwickelt werden."

Weiter heißt es hinsichtlich ihrer Hypothese, dass für diese

„der Nachweis erforderlich ist, dass die mitochondrialen Enzymaktivitäten, insbesondere der respiratorischen Enzymkomplexe, die von den mitochondrialen und nuklearen genetischen Systemen gemeinsam gebildet werden, mit zunehmendem Alter abnehmen; dass die Gewebe aus einem Mosaik von Zellen mit unterschiedlichen mitochondrialen bioenergetischen Fähigkeiten bestehen; und dass die bioenergetisch mangelhaften Komponenten mit zunehmendem Alter zunehmen. Es sollte möglich sein, kritische durch die mtDNA codierte Enzymaktivitäten mit einer geeigneten Redoxsubstanz wiederherzustellen. Neben dem Altern können bestimmte degenerative Erkrankungen auch das Ergebnis somatischer mitochondrialer Genmutation sein, zum Beispiel Störungen im fortgeschrittenen Alter, die mit dem Verlust von parenchymatösen Zellen im Zusammenhang stehen, wie z.B. idiopathische Funktionsstörung des Herzens."

Experimentelle Unterstützung für Linnanes Hypothese wurde in der gleichen Ausgabe von Lancet von Trounce und Kollegen veröffentlicht. (4)

„Von dem Muskel Vastus lateralis von 29 Patienten (Alter 16 – 92 Jahre) mit orthopädischen Problemen, chronischem Ermüdungssymptom oder chronischem Muskelschmerzsyndrom wurden Biopsieproben entnommen und Mitochondrien isoliert. Mitochondriale Atemfrequenzen der Stufe III (aktiviert) wurden mit Hilfe einer sauerstoffempfindlichen Elektrode unter Verwendung der Substrate Pyruvat/Malat, Glutamat/Malat und Succinat analysiert. Eine signifikante negative Korrelation wurde zwischen Frequenz und Alter festgestellt. Die meisten der über 75- jährigen Patienten hatten Pyruvat-A temfrequenzen der Stufe II I, etwa die Hälfte der Frequenz der Patienten, die jünger als 40 Jahre waren, was eine signifikant reduzierte Wirksamkeit der Atemkette im Alter bedeutete. Eine ähnliche Tendenz wurde für respiratorische Enzymaktivitäten festgestellt, die unter Verwendung von Cytochromoxidase und Succinat-Cytochrom-C-Reduktase in Muskelhomogenat analysiert wurden. Diese Feststellungen „legen eine beträchtliche Abnahme der mitochondrialen oxidativen Fähigkeit im alternden Muskel nahe, die zur verminderten Bewegungsfähigkeit von älteren Menschen beitragen kann."

Die Forscher stellen auch heraus, dass histochemische Beobachtungen bei Patienten mit mitochondrialen Erkrankungen (wie z. B. chronisch progressive externe Opthalmoplegie) zeigen, dass die Schwere des Befalls unterschiedlicher Muskelfasern stark schwankt und dass es möglich ist, dass mitochondriales Versagen im Alter möglicherweise nicht gleichmäßig auf die unterschiedlichen Muskelfasern verteilt ist. Schnelles Nachlassen der Energie in stärker betroffenen Fasern kann zur Ermüdung beitragen. Mit Sicherheit muss dies ein wichtiger Faktor bei der Reduzierung der Fähigkeit sein, sich länger zu bewegen, wozu die Erzeugung oxidativer Energie erforderlich ist, was aber nicht die Formen kürzerer Bewegungen betrifft, die zum größten Teil anaerob sind und fast vollständig von glykotischen Wegen (Glykolyse) abhängen. Dies kann möglicherweise auch erklären, warum Patienten mit chronischem Ermüdungssyndrom kurze Bewegungen leicht ausführen können, die anaerobe Muskelarbeit erfordern, jedoch einen schweren Zusammenbruch erleiden, wenn intensivere aerobe Anstrengungen erforderlich sind. Dieser physische Kollaps geht mit der Unfähigkeit zur schnellen Erholung einher.

Die Rolle der „ungebundenen Radikalen"

Beim Altern der menschlichen Skelettmuskeln gibt es feststellbare ultra-strukturale Veränderungen der Mitochondrien, welche Bruch und Verlust der Zellmembran einschließen, und es ist jetzt offensichtlich, dass dies mit der Behinderung der Funktion der Atemkette verbunden ist. Bis heute ist, obwohl wir nur über genetische Mutationen gesprochen haben, welche die Herstellung des mitochondrialen Enzymkomplexes stören können und auf spontan oder chemisch ausgelösten Veränderungen beruhen, möglicherweise der einzige hauptsächliche Grund für die Schädigung der Membranen im Allgemeinen sowie der DNA und der Enzyme das Vorhandensein der „ungebundenen Radi-kalen". Ungebundene Radikale sind atomare oder molekulare Arten, die auf-grund der Tatsache, dass sie unpaarige Elektronen aufweisen, äußerst reaktiv und für die biologischen Systeme schädigend sind. Bei nicht radikalen Ver-bindungen sind die elektronischen Bahnen von paarigen Elektronen mit entgegengesetztem Spin besetzt und dies ist ein chemisch stabiler Zustand. Ein ungebundenes Radikal hat jedoch gewöhnlich eine ungerade Anzahl von Elektronen und ein einziges unpaariges Elektron in einer äußeren Bahn.

Wenn sie einmal ausgelöst wurden, besteht bei ungebundenen Radikalen die Tendenz, sich durch Teilnahme an Kettenreaktionen mit anderen, üb-licherweise weniger aktiven Arten zu vermehren, die jedoch über das Potential für schwere Schädigungen der Zellen verfügen.

Woher stammen diese ungebundenen Radikalen nun? Erstens erzeugen Enzyme und Transportmoleküle ungebundene Radikale als Teil ihrer katalytischen Funktion. Beispielsweise erzeugen Xanthinoxidase und Alde-hydoxidase das Superoxid-Anion-Radikal (O_2^-) durch Hinzufügen eines einzelnen Elektrons zum molekularen Sauerstoff. Auch durch die Auto-oxidation von Verbindungen, einschließlich Catecholamine, Flavine, Thiole und Hydroquinone, werden ungebundene Radikale erzeugt – hauptsächlich

Superoxid. Schwermetalle wie Blei, Quecksilber und Cadmium erzeugen ebenfalls ungebundene Radikale, die Membranmakromoleküle abbauen und vernetzen. Einige Metalle können sich auch chemisch zu (schwefelhaltigen) Sulphydrylgruppen verbinden, mit welchen sie die Funktionen vieler Enzyme und Antioxidantienverbindungen wie Glutathion verändern können, die für ihre biologische Aktivität von ihren Sulphydrylgruppen abhängig sind.

„Ungebundene Radikale" werden auch erzeugt, wenn fremde (xenobiotische) chemische Produkte in der Leber, Lunge, den Nieren und in der Haut durch Entgiftungsenzyme, die dem sogenannten Mischfunktions-Oxidasesystem angehören, entgiftet werden. Zu diesen chemischen Produkten gehören Pestizid- und Herbizidrückstände, Abgase, Gase, chemische Lösungsmittel, Zusatzstoffe zu Nahrungsmitteln, Medikamente und Luftschadstoffe, und die von ihnen erzeugten ungebundenen radikalen Metaboliten können höchst giftig, sensibilisierend, mutagen, teratogen und karzinogen sein.

Schließlich und überraschenderweise sind die Mitochondrien selbst die Hauptquelle für die Erzeugung von endogenen ungebundenen Radikalen. Wenn Wasserstoff die Atemkette hinunter befördert wird, um sich mit Sauerstoff zu verbinden, gibt es einen damit zusammenhängenden Transfer von energetisierten Elektronen, welche die ATP-Erzeugung an diskreten Punkten längs der Atemkette gestatten. Dieser respiratorische Elektronentransferprozess jedoch ist nur zu 95 bis 98 Prozent wirksam und es kommt zur Freisetzung von Sauerstoff durch einzelne Elektronen, was zur Bildung des Superoxidradikals verbunden mit mitochondrialer Schädigung und Schädigung der Zellen führt. Es gibt jetzt zunehmend Nachweise dafür, dass die Schädigung der Atemenzyme auf der Innenseite der Mitochondrien durch ungebundene Radikale (zu der altersbedingte Mutationen der mitochondrialen DNA noch beitragen) möglicherweise eine der bedeutendsten Feststellungen auf dem Gebiet der biologischen Medizin darstellt.

Dr. Stephen Levine und Dr. Parris Kidd (5) gehen in ihrem Buch „Anti-oxydantien-Adaptation – ihre Rolle bei der Pathologie der ungebundenen Radikale" (Biocurrents Allergy Research Group, Kalifornien, (1985) höchst eloquent auf diesen Punkt ein:

„Die Frequenz der Produktion von ungebundenen Radikalen bei der Atmung scheint mit dem Grad der Sauerstoffversorgung der Zelle zu schwanken. Bei Hypoxie (Sauerstoffmangel) der Zelle scheint der respiratorische Elektronen-transfer aufgrund des obligatorischen Rückganges des Transfers von Elektronen in molekularen Sauerstoff stark zurückzugehen. Die Elektronen ‚sichern' sich auf diesen ‚RedoxEskalator', indem Cytochromoxidase (Komplex IV, der letzte Elek-tronenträger in der Reihe) gezwungen wird, ihren Transfer von Elektronen in molekularen Sauerstoff aufgrund einer unnormal verringerten Verfügbarkeit von Sauerstoff herabzusetzen (siehe Abbildung 3, Seite 14). Unter diesen Bedingungen kann es in größerem Maße zur Freisetzung von einigen der reduzierten Elemente in der respiratorischen Zusammensetzung kommen, als normal ist, wobei anschließend in verstärktem Maße Superoxid-Radikale erzeugt werden."

Antioxidantien – Abwehrstoffe

Der erste Abwehrriegel gegen Beschädigung durch ungebundene Radikale besteht aus spezifischen Antioxidantien-Enzymen, einschließlich Superoxid-Dismutase (SOD), welche das Superoxid-Radikal deaktiviert sowie Gluta-thion-Peroxidase (GP) und Katalase, welche Wasserstoffperoxid deaktiviert. Der zweite Abwehrriegel besteht aus einer Gruppe hauptsächlich aus Nähr-stoffen abgebauten kleineren Moleküle, die als „Straßenkehrer" zum „Auf-wischen" der ungebundenen Radikalen dienen. Zu den Hauptantioxidantien gehören Aseerbat (Vitamin C), Betakarotin (Provitamin A), Retinol (Vitamin A), AlphaTocopherol (Vitamin E), einige Aminosäuren, wie z. B. L-Cystein und das schwefelhaltige Tripeptid-Giutathion. (5)

Integrität und optimale Funktion der Mitochondrien ist für die wirksame Muskel- und Organfunktion von grundlegender Bedeutung. Die Mitochon-drien scheinen auch die hauptsächlichen Zell-Organellen zu sein, die in der Lage sind, den Alterungsprozess aufzuhalten. Eine Schädigung der Mit-ochondrien hängt höchstwahrscheinlich mit den meisten unserer modernen Formen chronischer Erkrankungen zusammen. Es ist klar, dass wir falsch funktionierende Zellen, die beschädigte oder regellose Enzyme, DNA, Proteine und Lipide enthalten, nicht unmittelbar ersetzen, doch wir können schützende Vitamine, Mineralstoffe, Spurenelemente, spezifische Amino-säuren und Fettsäuren verabreichen. Wir können auch verschiedene Coenzyme, Redoxsubstanzen (Oxidation-Reduktionsträger) verabreichen, um die Umgehung von Blocks in der mitochondrialen Atemkette zu unter-stützen, oder Zellen mit Substraten und Coenzymen aus dem Krebszyklus anreichern.

Wir können Antioxidantien-Nährstoffe verabreichen, um ungebundene Radikale zu entfernen und aufzufangen und. somit die Beschädigung der Mitochondrialmembranen und Enzyme verhindern, um in der Tat die Zellschädigung allgemein zu verhindern und die Möglichkeit von spontan oder chemisch ausgelösten DNA-Mutationen auf ein Minimum zu reduzieren. Dieser Ansatz ist heute der Gedanke, welcher dem sich neu entwickelnden Gebiet der Ernährungsmedizin zugrunde liegt, und im Laufe des letzten Jahrzehnts haben wir sogar noch größere wissenschaftliche Unterstützung erhalten, um uns der Erfüllung der Träume von Pionieren wie Dr. Dr. Paul Seeger weiter zu nähern.

Die Hefe-Verbindung

Aus dem soeben Gesagten ergibt sich, dass die ideale mitochondriale Ergänzungsnahrung spezifische Vitamine, Mineralstoffe, Spurenelemente, Fettsäuren, Aminosäuren, Coenzyme, Antioxidantien-Nährstoffe, Redoxsubstanzen und andere spezifische Substrate enthalten soll, welche die ATP-Produktion stimulieren und auch gegen Beschädigung durch ungebundene Radikale schützen. Es gibt selbstverständlich eine große Anzahl von Ergänzungsnährstoffen, die diese Kriterien erfüllen, doch hat einer von ihnen eine interessante Vorgeschichte.

Die Ergänzung, auf die ich mich beziehe, ist ein deutsches Hefeprodukt, dem ich bei meinen Reisen durch Europa auf der Suche nach neuen Ergänzungen für Gesundheitsnahrung begegnet bin. Damals hatte ich den Eindruck, dass die Hefeergänzungen im Vergleich zu Vitamin- und Mineralergänzungen eine relativ schlechte Vitamin- und Mineralquelle waren und bei anfälligen Patienten auch einen hohen Anteil an allergischen Reaktionen verursachten. Ich war auch der Ansicht, dass alle Formen aller diätetischen Hefen zur Verstärkung der chronischen Candidiasis tendierten und somit auf jeden Fall zu vermeiden waren. Ich sollte meine Meinung bald ändern. 1989 reiste ich nach Arosa in der Schweiz, um einen Arzt, Dr. Bauer, zu besuchen, der eine Naturheilklinik leitete, die sich inmitten des berühmten Skigebietes am Fuß eines Berges befand.

Dr. Bauer war ein charmanter, freundlicher und bescheidener 76-jähriger Arzt, der sich seit vielen Jahren auf natürliche Formen der Medizin und Ansätzen zu Diät spezialisiert hatte und der als engagierter Arzt, ohne Anwendung konventioneller Medikamententherapie ausgezeichnete Ergebnisse erzielt und sich einen internationale Ruf verschafft hat. Seine 90-Betten-Privatklinik war immer voll belegt und einer der von ihm verwendeten hauptsächlichen Ergänzungsstoffe für die Behandlung von Krebs,

chronischem Ermüdungssyndrom und psychiatrischen Störungen, einschließlich Schizophrenie, Angstneurose und Depression, war eine spezielle
Hefeergänzung mit der Bezeichnung Zell Oxygen®.

Er erklärte mir mit Hilfe eines Dolmetschers, dass er mit der Anwendung
von Zell Oxygen® in seiner Klinik begonnen hatte, nachdem er ein im Jahr
1936 von Dr. med. Paul Honekamp geschriebenes Buch gelesen hatte.
Offensichtlich dokumentierte dieser Arzt bis auf drei Fälle die 100%ige
Heilung bei allen Patienten in einer psychiatrischen Klinik, in dem er ein
spezielles Brauhefepräparat mit der Bezeichnung „Eugenozym" verabreichte.
Dieses Hefeprodukt unterschied sich von anderen insofern, dass es nicht
durch Erhitzen stabilisiert worden war. Das Präparat zeigte keine Wirkung,
wenn es vorher erhitzt wurde.

Die Geschichte setzte sich 1971 fort, als Dr. Bauer um Behandlung einer
Frau gebeten wurde, deren Abdomen im Dezember 1970 im Kantonshospital
Chur geöffnet und wieder geschlossen worden war, nachdem die Chirurgen
ein inoperables Karzinom des Abdomens festgestellt hatten. Er erinnerte
sich an die Situation wie folgt:

> „Als ich eintraf, lag die Frau im Bett, der chirurgische Einschnitt war noch nicht
> verheilt. Ein kopfgroßer Tumor war im Abdomen fühlbar. Meiner Erinnerung
> nach betrug ihr Hämoglobin 48%. Man hat mich nur gebeten, das Hämoglobin
> zu messen, nicht die Patientin zu behandeln. Tochter und Mutter erzählten mir,
> dass es ihr sehr viel besser ging, nachdem sie mit einer Diät mit Gesundheitsnah-
> rung begonnen hatte, welche als Zusatz den Saft der Roten Bete einschloss.
> Später wurde ich wieder hinzugezogen und stellte fest, dass die Frau nicht mehr
> bettlägerig war. Wenn ich mich recht erinnere, betrug ihr Hämoglobin jetzt 68%
> und die Größe des Tumors war drastisch zurückgegangen.

Wieder einige Monate später legte die Frau die zwei km zu meinem Büro zu Fuß zurück. Das Hämoglobin war normal und es gab keinen fühlbaren Tumor mehr. Einige Tage später kehrte sie in ihr Haus in einem Tal in den Grisons zurück, wo sie allein lebte. Ich war erstaunt. Es war zu einem früheren Zeitpunkt in einer Veröffentlichung des ungarischen Arztes Dr. Ferenczi gezeigt worden, dass mit frisch gepresster Rote Bete umfangreiche Krebsgeschwulste zurückgehen können. Meines Wissens trat diese Wirkung jedoch nicht ein, wenn industriell produzierter Saft der Rote Bete (wie die Patientin zuerst getrunken hatte) verwendet wurde.

Einige Tage später erhielt ich einen Anruf vom Hersteller von Zell Oxygen˙, in dessen Verlauf ich erfuhr, dass die Patientin mehrere Hundert Flaschen Zell Oxygen˙ getrunken hatte. Der Hersteller hatte sie gebeten, ihn über ihren Hämoglobinwert zu informieren.

Zwölf Jahre später hörte ich, dass die Frau noch immer völlig ohne Symptome war und immer noch Zell Oxygen˙ trank. Wieder zwei Jahre danach erfuhr ich, dass diese Frau im Alter von 92 Jahren gestorben war, nicht aufgrund von Krebs, sondern an Altersschwäche.

Wenn das Präparat in Bezug auf Krebs die gleiche günstige Wirkung wie ‚Eugenozym' zeigt, mit dem Dr. Honekamp, wie er mir persönlich mitgeteilt hatte, einen Freund von inoperablem Krebs geheilt hatte, ist Zell Oxygen˙ auch ebenso wirksam bei Psychosen und schließlich heilte Dr. Honekamp (wie bereits gesagt) die Patienten einer psychiatrischen Klinik mit ‚Eugenozym'. Aus diesem Grund empfehle ich heute Zell Oxygen˙ nicht nur meinen Krebspatienten, sondern auch meinen geisteskranken Patienten.“

Dies war nun meine Einführung in Zell Oxygen®. Auf Befragen zahlreicher Leute über Hefestämme und die Verfahren verschiedener Hersteller und deren Auswirkung auf ihre medizinische Qualität erfuhr ich, dass Nährhefen gewöhnlich dicke Zellwände haben, bei welchen die Tendenz besteht, der Verdauung zu widerstehen oder dass sie sehr schwer verdaulich sind. Die meisten Nährtiefen werden als getrocknete Hefepulver oder Tabletten angeboten, um die weitere Vermehrung der Hefen zu verhindern. Dieses Verfahren tötet und stabilisiert mit Sicherheit die Hefezellen, doch werden die diätetischen Vorteile begrenzt, weil die internen biologischen Komponenten, wie z.B. Enzyme und Vitamine, entweder zerstört oder de-aktiviert werden.

Die medizinischen Eigenschaften von Zell Oxygen® hängen sehr von dem speziellen Stamm der beim Herstellungsprozess verwendeten Hefe und insbesondere den spezifischen Bedingungen beim Herstellungsprozess ab, die von Dipl.-Ing. Siegfried Wolz entwickelt wurden, der mit dem Nobel-preisträger Professor Dr. Lynen zusammen an der Isolierung von Coenzym A aus Hefezellen gearbeitet hatte. Siegfried Wolz erkannte, dass medizinische Hefen kalt verarbeitet werden mussten, um die wichtigen Enzyme, Coenzyme und aktiven Redoxsysteme im Innern der Hefezellen zu bewahren. Somit verwendet er das folgende Protokoll für die Herstellung von Zell Oxygen:

Natürlich kultivierte junge Hefezellen

a) reiner Hefestamm

Aerobe Zeii-Oxygen-Hefe ist ein 100 Prozent reiner Stamm, vollständige Nährhefe ohne Zusätze irgendwelcher Art, die zu keinem Zeitpunkt erhitzt oder getrocknet worden ist. Die höchste erreichte Temperatur (32°C) liegt deutlich unter der Körpertemperatur.

b) natürliche Kultur

Diese primär unter Verwendung eines speziellen Hefestammes von Saccharomyces cerevisiae zusammen mit Frischzellensaft von Äpfeln, Zitrone und Grapefruit sowie essentiellen Fettsäuren aus Weizenkeimextrakten gezüchteten jungen Hefezellen werden während eines fünftägigen biologischen Kulturprozesses mit Vorhandensein von Sauerstoff zur Verbesserung der Bildung von Substraten des Krebszyklus und Enzymen der Atemkette in den Mitochondrien besonders entwickelt.

c) natürliche Ernährungsfabrik

Diese jungen mit Sauerstoff angereicherten Hefezellen enthalten Enzyme, Vitamine der Gruppe B, Aminosäuren und Mineralstoffe. In jeder 10-ml-Dosis finden wir 50 Milliarden biochemisch aktive Zellen. Besondere Zell-Oxygen-Hefezellen können sich nicht selbst vermehren, da die Vermehrung dauerhaft unterbrochen ist.

d) leichte Verdaubarkeit

Um die Aufnahme dieser Zellen in den Dünndarm zu erleichtern, wurde das Verfahren so entwickelt, dass die resultierenden jungen Enzymhefezellen sehr dünne Wände haben und somit leicht verdaut werden. Von verschiedenen Forschern, auch am Institut für molekulare Zellbiologie der Universität Utrecht, durchgeführte Forschungsarbeiten haben nachgewiesen, dass es sich hier um dünnwandige junge Enzymhefezellen handelt, die sofort wirksam sind."

Ein deutlicher Größenunterschied der einfachen Hefezellen wird beim Vergleich der mikroskopischen Aufnahme von einfacher Brauhefe mit dem Elektronenmikrographie-Fata von Zell-Oxygen®-Saccharomyces cerevisiae in 3.500facher Vergrößerung sichtbar (siehe Abbildung 1, Seite 30).

Abbildung 4

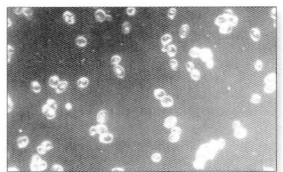 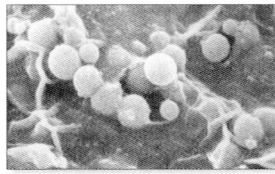 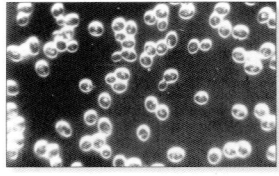

Zell-Oxygen®-Enzym-
hefezellen (400 fache
Vergrößerung)

Zell-Oxygen® bei
3.500 facher Vergrößerung
mit Elektronenmikroskopie

Brauhefe bei 400 facher
Vergrößerung

Aktive Bestandteile von Zell Oxygen®

Mit modernen Analyseverfahren wurden in Zell-Oxygen® alle B-Vitamine, Vitamin A, E, D, K, Betakarotin, Mineralstoffe, Spurenelemente, essentielle Fettsäuren und Aminosäuren, einschließlich Methionin und Cystein, Substrate des Krebszyklus, zahlreiche Redoxsubstanzen wie z. B. Glutathion, Coenzyme, einschließlich Coenzym A und Enzyme der Atemkette wie z. B. Ubiquinon (Coenzym O 10) festgestellt. Die letzteren einzigartigen Bestandteile sind wahrscheinlich die Hauptsubstanzen, die zu vielen biologischen Aktivitäten von Zell Oxygen® beitragen, obwohl festgehalten werden muss, dass eine reiche Zufuhr von Hydrolasen, Transferasen, Oxidoreduktasen, Desmolasen, Phosphorylasen und anderen Enzymen je nach Grad der intestinalen Verdauung und der tatsächlichen systemischen Absorption von Enzymen mit hohem Molekulargewicht ebenfalls verfügbar sind.

In dieser Hinsicht wurde jahrelang weithin angenommen, dass große Proteinmoleküle, Enzyme und ganze Zellen vom Körper nicht absorbiert werden, ausgenommen vielleicht im Falle von Alkoholismus oder gegen Lebensmittel allergischen Personen, doch gibt es Nachweise dafür, dass dies vielleicht nicht der Fall ist.

In dem Buch mit dem Titel „The Status of Food Enzymes in Digestion and Metabolism" (veröffentlicht von der National Enzyme Company, Illinois, USA), berichtet Edward Howell (6) vom Vorhandensein von Eiweiß (d. h. ganzem Protein Albumin) in der Lymphe, das aus dem Milchbrustgang von Hunden gewonnen wurde, die mittels Magenschlauch mit Eiweiß gefüttert worden waren. Es wurde ebenfalls für Lipase-, Amylase- und Proteaseenzyme von Pankreatin nachgewiesen, dass sie sowohl von Tieren als auch Menschen absorbiert werden und die Harnexkretion von Amylase war im Harn von Kaninchen nach oralen Amylasedosen etwa verdoppelt.

Noch interessanter war das Ergebnis eines Forschers an der Fakultät für Bakteriologie der Universität von Illinois, dass ein Kuchen von Fleischmanns komprimierter Hefe, der Hunden mittels Magenschlauch verfüttert wurde, positive Hefekulturen in der Leber, den Lymphdrüsen, der Lunge, Bauchspeicheldrüse und in den Nieren erzeugte, ein unzweideutiger Nachweis dafür, dass die ganzen Hefezellen vom Lumen des Darms in den Kreislauf aufgenommen wurden. Weitere Versuche bestätigten, dass auf die Injektion von Hefezellen in den Darm von Hunden (wie bei Bakterien) die Absorption und Wiederherstellung erfolgt und die lebenden Hefezellen durch Kultur in verschiedenen Organen nachgewiesen werden können. Die größte Wiederfindungsrate findet 15 Minuten nach der Injektion statt und geht anschließend zurück, bis nach zwei Stunden keine Hefezellen mehr nachgewiesen werden konnten.

Hier kommt es nicht darauf an, ob ganze Hefezellen eines Produktes wie Zell Oxygen® in vivo absorbiert werden können (höchstwahrscheinlich würde ihre feine Membran lange vor der Absorption reißen), sondern ob die Hefeenzyme und andere Substanzen mit hohem Molekulargewicht intakt absorbiert werden können. **Wenn dies der Fall ist, würde dieses Merkmal zur Einzigartigkeit der biologischen Wirkung von Zell Oxygen® insgesamt beitragen.** Natürlich wäre der Nachweis, dass die Superoxid-Dismutase (SOD) in Zell Oxygen® ganz absorbiert wird, aufregend, doch selbst wenn dies nicht der Fall ist oder nur in geringem Umfang erfolgt, haben die Forscher immer noch den Nachweis erbracht, dass aus Saccharomyces cerevisiae isolierte SOD ein starkes hitzebeständiges Antioxidantium ist, das Nahrungsmitteln in Zukunft beigegeben werden kann, um die Oxidation von Fetten wie z. B. Linolsäure und Cholesterin zu verhindern. (7) SOD ist in leicht sauren bis alkalinen Medien aktiv und kann die Oxidation von Fetten im Magen-Darm-Kanal vor der Absorption von Fett verhindern und somit verhindern, dass Lipid-Peroxide, die bekannterweise eine bedeutende Rolle in der Ätiologie von Kreislauferkrankungen (und möglicherweise auch Krebs) spielen, in den Körper eindringen.

Die Bedeutung dieses Potentials, dass der menschliche Körper Substanzen mit hohem Molekulargewicht absorbieren kann, wird durch deutsche und österreichische Forschungen (8) weiter unterstrichen, die kürzlich ein großes Maß struktureller Ähnlichkeit zwischen einem wichtigen Protein, das durch die DNA-Reparatur-Gene RAD6 der Saccharomyces cerevisiae und das menschliche Äquivalent (E2 Mr = 17.000) codiert wird, nachgewiesen haben. **Dies bedeutet möglicherweise, dass spezifische Enzyme im Zell Oxygen® eine erkennbare wichtige Rolle bei der Reparatur der DNA des Menschen spielen.**

Zusammentreffen mit Dr. Dr. Paul Seeger

Bevor ich 1989 Deutschland verließ, war ich glücklicherweise in der Lage, in Berlin eine Zusammenkunft mit einem der bekanntesten Krebsforscher der Welt, Dr. Dr. Paul Seeger, wenige Monate vor seinem Tod im Alter von 87 Jahren zu arrangieren.

Seeger war einer der größten innovativsten wissenschaftlichen Denker unseres Jahrhunderts. Er verfügte auch über profundes Wissen über die Funktion von Mitochondrien, oxidative Phosphorylation und die an der mitochondrialen Schädigung oder Fehlfunktion beteiligten Mechanismen. Als Zeitgenosse und Kollege von Otto Warburg arbeitete er vier Jahrzehnte lang als Wissenschaftler, Biochemiker und medizinischer Forscher, davon viele Jahre am Robert-Koch Institut und dem Charité Krankenhaus in Berlin. Seine ursprünglichen Vorstellungen über die Verursachung von Krebs erhalten erst jetzt die Anerkennung als wissenschaftliche Forschung, für die er fast 60 Jahre erfolglos gekämpft hatte.

Während eines dreistündigen Interviews im Intercontinental Hotel in Berlin erzählte er mir mit Hilfe eines Mikrobiologen und Dolmetschers, dass er entdeckt hatte, dass im Verlauf der Entwicklung von Krebs das bioelektrische Potential der betroffenen Zellen zurückzugehen beginnt. Die Negativität steigt mit langsamer Depolarisierung der Krebszellen an. Da das biolelektrische Potential einer Zelle durch funktionale mitochondriale Atemenzyme und oxidative Phosphorylation aufrechterhalten wird, nahm er an, dass die Depolarisierung einer Störung der mitochondrialen Funktionen zuzuschreiben war und diese sich anschließend auf den Kohlenhydrat-, Fett- und Proteinmetabolismus der betroffenen Zellen auswirkte.

Seine bedeutendste Feststellung jedoch war die Deaktivierung und Zerstörung des wichtigsten Enzyms der Atemkette innerhalb der Mitochondrien mit der Bezeichnung Cytochromoxidase (Cytochrom a/a 3) in Krebszellen. Dies ist das Enzym, das für den Transfer von Wasserstoff (aus Nährstoffen unserer Ernährung gewonnen) zum Sauerstoff, welcher der Zelle durch das Hämoglobin geliefert wird, verantwortlich ist. Infolgedessen wird die Atemkette und die damit verbundene oxidative Phosphorylation abrupt angehalten und Wasserstoff sammelt sich in den Krebszellen und zwingt die Zelle, ihren Energiebedarf durch Umschalten auf die ältere und weniger wirksame Möglichkeit der Fermentierung (Glykolyse) zu decken.

Seegers Ergebnisse wurden später im gleichen Jahr 1938 vom Nobelpreisträger Prof. von Euler aus Stockholm bestätigt, der nachwies, dass das Jensen-Sarkom nur fünf Prozent der Cytochromoxidase enthielt. Die normalerweise im gesunden Herzmuskel vorhanden ist. Seeger ging 1957 den nächsten Schritt, indem er gesunde Epithelialzellen der Brust durch Inkubation der Zellen über acht bis zwölf Stunden mit Karzinogenen, die spezifisch die Atemkette blockierten, in typische Krebszellen umwandelte.

Wenn die Atemkette blockiert ist. schalten die Zellen auf Glykolyse um. Endprodukte wie z. B. Fettsäuren mit kurzer Kette und D(-)-Laktat sammeln sich dann aufgrund des Fehlens eines metabolischen Fluchtweges an. Die gleichen Produkte stimulieren die Zellteilung, was zur Vermehrung der Zellen und möglicherweise zu einem sichtbaren Tumor führt.

Seeger sagte, er sei der Ansicht, dass der Grund für die Deaktivierung und Zerstörung der Cytochromenzyme der Atemkette auf der Unfähigkeit des Körpers beruhte, mit dem überwältigenden Angriff von chemischen Produkten in der Umwelt und somit der verstärkten Bildung von Karzinogenen fertig zu werden, die die Mitochondrienenzyme und das genetische Material in den Zellen angreifen.

Seeger schloss daraus, dass Krebs mit geeigneten Aktivatoren der Zellatmung (d. h. Redoxsubstanzen), erfolgreich bekämpft werden könnte,
damit diese als Wasserstoff-(Proton-) Akzeptoren wirken und somit einen
Umgehungsprozess auf der Ebene der Mitochondrien erleichtern und die
Karzinogenese der Zellen umkehren (d. h. Umkehr der karzinogenen Zellen
in normale Zelle). Solche Redoxsubstanzen, sagte er, seien von besonderer
Bedeutung, um die Zellen zu stimulieren, welche die transformierten Zellen
unmittelbar umgeben, denn wenn die benachbarten Zellen ein maximales
bioelektrisches Potential haben, hemmen sie den krebsauslösenden Prozess und verhindert die weitere Transformation oder Ausbreitung von Krebs.

Unter Verwendung von Aktivatoren zur Zellatmung auf Gemüsebasis wies
Seeger einen Rückgang der Krebsvirulenz nach, der vollkommen vom Abnehmen der Reaktivierung der Zellatmung in den Zellen durch Entfernen
des Aufbaus von Proton (H+) abhängig war (siehe Abbildung 3, Seite 14). Dieses
Entfernen von Wasserstoff ist in der Tat eine Art von Oxidation.

Aufgrund des starken Widerstandes des orthodoxeren medizinischen Es-
tablishments war er nie in der Lage, ordnungsgemäß kontrollierte klinische
Versuche durchzuführen. Dr. Dr. Seeger zufolge jedoch ist Tausenden von
Menschen die Anwendung spezifischer Redoxsubstanzen zur Unterstützung
der Regenerierung von Zellprozessen und Normalisierung der Verwendung
des Sauerstoffs durch die Regenerierung der mitochondrialen Enzymfunktion
zugutegekommen. Einige seiner praktischen Ansätze sind in seinem Buch
mit dem Titel „Krebs: Eine Anleitung, mit (ohne) ihn zu leben". (9)

Zu diesen Substanzen, die Wasserstoff-(Proton H +) akzeptieren, gehören:

Zell Oxygen®

Diese Ergänzung enthält alle Antioxidantien-Nährstoff-Vitamine C, E, Betakarotin, Coenzym Q 10, Selenium und insbesondere L-Cystein, Glutathion und Coenzym A, die alle Sulfhydrylgruppen enthalten. Diese helfen bei der Verhinderung von mutationalen Schädigungen der DNA und sind auch krebshemmend und entfernen ungebundene Radikale.

Rote Bete

Beta vulgaris aktiviert die Zellatmung bei Ehrlich-Tumor-Aszitenzellen je nach Virulanz der Zellen in 400 bis 500 Prozent. Ferenczi, der einen großen Teil seiner Forschung auf den Saft der Roten Bete für Krebspatienten stützte, erzielte größeren Erfolg bei der Krebsbehandlung, wenn er den Saft der Roten Bete mit Rotwein mischte. Dieses Verfahren verringert auch die bei manchen Menschen nach dem Trinken des Saftes der Roten Bete auftretende Übelkeit.

Blaubeere

Vaccinium myrtillis aktiviert ebenfalls die Zellatmung um 400 bis 500 Prozent. Zu den anderen aktiven Substanzen gehören Sambucin (eine von Holunderbeeren (Sambucus nigra) gewonnene Stärke), Oenidin (ein Pigment im Rotwein), Comfrey (Symphytum officianale), Mistel (Viscum album), Bioflavoide (Flavone und Quercetin), Anthocyanidine (aus roten Pflanzen, einschließlich Kirsche, Preiselbeere, Brombeere, rote Trauben), Ringelblume (Calendula officinalis), Karotine (besonders Betakarotin, das zwölf Wasserstoffatome aufnehmen kann), Blumenpollen, Geranie und Propolis. (9)

Meine Gespräche mit Dr. Bauer und Dr. Seeger erfolgten zur rechten Zeit und waren in Bezug auf meine eigenen klinischen Beobachtungen und Ergebnisse aus der Literatur bezüglich des grundlegenden Gedankens für die Behandlung von Angstneurosen, Panikanfällen, Agoraphobie und besonders des chronischen Ermüdungssyndroms (früher myalgische Encephalomyelitis genannt) anregend. Bei all diesen Störungen schien eine Blockierung der Fähigkeit des Patienten vorzuliegen, Sauerstoff zu verwenden, und dies wurde von einem Anstieg von Laktat begleitet. In jeder Situation schien ein metabolisches Abkuppeln der Mitochondrialfunktion vorzuliegen, die ein Vorherrschen des glykolytischen Metabolismus zur Folge hatte und hohe Werte von Laktat, Pyruvat oder beiden ergab. Es gab einen offensichtlichen Zusammenhang zwischen all diesen Störungen und bei diesem Zusammenhang handelte es sich um die **Fehlfunktion der Sauerstoffverwendung**. Bei Krebs, Angst, Panikanfällen, Agoraphobie und chronischer Ermüdung kommt es zu einem Anstieg von Fettsäuren mit kurzer Kette, Pyruvat, Laktat und höheren Glykolysemetabolismuswerten. Sowohl bei Krebs als auch beim chronischen Ermüdungssyndrom besteht die große Wahrscheinlichkeit eines Auslösers oder einer auslösenden Substanz in Form eines „ungebundenen Radikals" oder Virus.

Klinische Erfahrungen mit Prostatakrebs

Nach meiner Rückkehr nach Australien begann ich, sowohl die Zell Oxygen®- als auch die Rote-Bete-Therapie in meiner Klinik in Sydney anzuwenden. Es sprachen zwar nicht alle Patienten auf diese Ernährungsveränderungen an, doch ich stellte einige dramatische Veränderungen fest. Zu diesen kam es auch bei Patienten, die ihrer therapeutischen Standardansätze mit Anwendung von Chemotherapie, Bestrahlung oder Chirurgie beibehielten, die aber zusätzlich in erster Linie rohe Nahrungsmittel zu sich nahmen, eine an Nährstoffen ausgewogene Diät einhielten und Rote Bete (äquivalent 250 g täglich als Saft der Roten Bete) und Zell Oxygen® 15-20 ml 3 x täglich zu sich nahmen, manchmal unter Hinzufügung von Kyolic Aged Garlic Extract.

Von besonderem Interesse sind drei Fallstudien von Männern mit Prostatakrebs, die mit der Befolgung der vorstehenden Empfehlungen einverstanden waren.

Fallstudie Nr. 1

» *Ray, 67 Jahre, hatte eine Vorgeschichte von Prostataoperationen seit 1984, nachdem sich bei einer Biopsie praekanzeröse Zellen gezeigt hatten. Im Anschluss an die Operation (und Bestrahlung während der ersten Wochen des Jahres 1985) blieb das PSA (prostata-spezifisches Antigen) unter 10 ng/ml bis zum 4. April 1990, als sich bei einer Routineuntersuchung ein erhöhter PSA von 75ng/ml herausstellte. Ein Scan der Knochen des gesamten Körpers am 8. Juni zeigte „extensiven metastatischen Befall des Knochens, größtenteils beschränkt auf das Axialskelett, obwohl es einen Bereich des metastatischen Befalls der rechten femoralen Trochanters gibt".*

Nach dem Besuch einer Vorlesung, die ich einige Monate vorher gehalten hatte, erinnerte sich Ray daran, dass ich gesagt hatte, dass rohe Nahrungs-mittel Zell Oxygen®, Kyol-Knoblauch und Rote Bete möglicherweise nützliche Nahrungsmittel für Krebspatienten seien, die ihren Ernährungsstatus ver-bessern wollten. Da er Gewicht verlor, nahm er diese Nahrungsmittel in seine Diät auf (14. Juni 1990). Eine Woche später wurde bei ihm eine Orchidektomie vorgenommen, an die sich eine neun tägige Behandlung mit Östrogen anschloss, während er weiterhin eine Diät mit rohem Obst und Gemüse einhielt.

Am 13. Juli war sein PSA auf 3,1 ng/ml gesunken; zu dieser Zeit hielt er sich mehrere Wochen lang auf einer Gesundheitsfarm in Queensland auf und befolgte seine Diät von rohem Obst und Gemüse weiter. Zusätzlich trank er Weizengrassaft, erhielt Klistiere und stellte fest, dass sein Gewicht von 71 kg auf 61 kg abgenommen hatte und auch ein spürbarer Verlust der Muskelkraft vorlag.

Als Ray mich am 8. August in meiner Praxis aufsuchte, änderte ich seine Nährstoffunterstützung wie folgt:

» *Rote Bete 250 g (als Saft und gemischt mit gleichen Teilen Karottensaft und etwas Selleriesaft)*

» *Zell Oxygen® 15 ml 3 x täglich in Saft, Calciummorat 800 mg 2 x täglich (zur Unterstützung der Calcifizierung der Knochenmetastasen)*

» *Kyol-Knoblauchsaftextrakt 5 ml 3 x täglich (Entgiftung und immun-unterstützung)*

» *Pankreatische Enzyme (Bioglan Panazym) 2 Tabletten nach jeder Mahlzeit (Unterstützung der Verdauung)*

» *Zusätzlich Ei und Fisch, um eine negative Stickstoffbilanz zu vermeiden. Neben der Hippokrates-Diät mit rohem Obst und Gemüse aß er diese roh und trank weiterhin 150 ml Weizengrassaft täglich. Der PSA war bis zum 12. September 1990 auf 0,1ng/ml und bis zum 7. Dezember 1990 auf Null zurückgegangen und ist seitdem Null.*

Bei einer Nachuntersuchung zur Überprüfung der Ernährung in meiner Klinik im Mai 1991 hatte er an Gewicht und Muskelkraft zugenommen. PSA war immer noch Null und PAP (prostatische Säure-Phosphatase) 1,5ng/ml auch weit innerhalb des normalen Bereiches bis 3,5ng/ml. Der Bericht über den Knochenscan des gesamten Körpers am 29. Mai 1991 hatte folgenden Wortlaut:

„Es besteht eine Unregelmäßigkeit in der Aufnahme unten im rechten Ilio-sakral Gelenk, doch ist dies bei einer Prüfung seiner vorhergehenden drei Knochenscans unverändert und beruht wahrscheinlich nicht auf einer degenerativen Veränderung. Abgesehen davon ist die Studie normal. **Es gibt beim Scan keinen Nachweis einer metastatischen Erkrankung.**" Ein ausgezeichnetes Ergebnis im Vergleich zum Scan vom 8. Juni 1990, in dem „eine extensive metastatische Entwicklung des Knochens" festgestellt wurde.

Nachfolgend eine detaillierte Aufstellung von Rays Diät und seiner persönlichen Aufzeichnungen:

Rays Krebs-Diät

1. Frühstück:

Wassermelone, Honigmelone, Cantelope (Felsmelone) (ein großer Essteller, hoch aufgefüllt).

2. Mittagessen:

Zwei Bananen, eine Orange, eine Mango, ein Pfirsich, ein Apfel, eine Birne (nach Jahreszeiten unterschiedlich) Ein Suppenteller Fruchtsalat mit Ananas, Kiwi, Erdbeeren, Passionsfrucht (nach Jahreszeiten unterschiedlich).

3. Abendessen

Ein gehäufter Teller Salat: Tomaten gemischtes Gemüse (Kohl, Blumenkohl, Gurke, Mais, Zwiebel, Knoblauch etc.) in einer Sauce, grüne Paprika, Kürbis (gerieben) Schnee-Erbsen, Karotten (gerieben) Kopfsalat, Sellerie, Spinat, Sprösslinge (selbst angebaut: Alfalfa, Mung-Bohnen, Fenugreek), Nuss-saucen, Tabbouleh (selbst gemacht), Avokado-Sauce, Kelp-Pulver. Diesem Salat fügte er später gekocht hinzu: leicht gedünstete Kartoffeln und Spargel, gekochte Rote Bete in Cideressig, flaches Lavash-Brot (ungesäuert). mit Tahini bestrichen. Nach neun Monaten gedünsteten Fisch in Zitronensaft und pochierte Eier. **Die gekochten Nahrungsmittel wurden im Anschluss an die rohen gegessen.**

4. Weizengrassaft

aus selbst angebautem Weizen. 150 ml über den Tag verteilt.

5. Zwischenmahlzeiten

Zusätzlich zu den drei Hauptmahlzeiten: gekochter brauner Reis, Mischung aus Graupen, Reis, Hirseflocken und Buchweizenkernen, über Nacht gewässert und eine Stunde nach dem Frühstück mit Orangensaft gegessen. Acidophilus Joghurt, organische Eier, roh, in Orangensaft. Zwei pro Woche. Fischfilets, roh nach Einlegen in Zitronensaft. Zwei pro Woche. Ein Teelöffel schwarzen Sirup (weil er ihm schmeckte), Pfefferminztee und Weizengrassaft.

Rays persönliche Aufzeichnungen

Verwendung des Verstandes

1. Bestätigung

Bis zur Sicherheit daran glauben, dass man gesund wird. „Ich habe alles, wofür es sich zu leben lohnt, und keine Absicht zu sterben. Viele andere haben den Krebs besiegt, und ich auch."

2. Visualisierung

Ich konzentriere meinen Verstand auf die Krebsbereiche, so dass ich fühlen kann, wie sie von den weißen Blutkörperchen ... oder ihren leichter vorzustellenden. Gegenstücken angegriffen, aufgezehrt, ausgelöscht und weggetragen werden. Ich stelle mir vor, dass die Krebszellen gefressen werden oder die Krebszellen mit einem Hochdruckstrahl weggespült werden. Vorzugsweise stelle ich mir jedoch vor, wie krebsverzehrende Ameisen über den Krebs krabbeln und ihn heftig angreifen. Ich konzentriere mich auf den Ort der Prostata, dann praktisch nacheinander auf jeden Wirbel einzeln. Dies führt zu einem stark lokalisierten Gefühl, das so stark ist, dass es an Schmerzen grenzt. Es ist eine Mischung aus Schmerz, Prickeln und Druck. Es bedarf einer enormen Konzentration (an der es oft mangelt) und ich brauche mindestens dreißig Minuten, um mich meiner Prostata und Wirbelsäule zu widmen. Ich steuere mich so, dass ich mich zuerst auf die Vorder-, dann auf die Rückseite jedes Wirbels konzentriere. Ich mache dies zweimal täglich: zuerst nach dem Aufwachen und dann im Anschluss nach kurzem Ruhen nach dem Mittagessen. Ich muss in einem ruhigen, abgedunkelten Raum auf dem Rücken liegen.

3. Entspannung

Ich praktiziere auch Meditation und Entspannung, schlafe jedoch häufig dabei ein. Ich vermeide auch soweit wie möglich jeglichen mentalen Stress – keine Termine, keine Frustrationen, Arbeiten haben Zeit.

Mögliche Kausalfaktoren

1. Verlust eines Sohnes in Vietnam 1971.

2. Spannungen und Frustrationen im Zusammenhang mit meiner Arbeit.

3. Frühe Exposition gegenüber chemischen Produkten in der Universitätszeit und später beim Unterrichten der Naturwissenschaften.

4. Wir haben von 1971 bis 1986 nebenbei ein Viehzuchtgelände bewirtschaftet und waren Herbiziden, Pestiziden und Dieselabgasen ausgesetzt.

Nebenwirkungen des neuen Lebensstils

1. Dilatationen sind nicht mehr erforderlich. Der Fluss bleibt hervorragend. Dies kann ein Zufall sein.

2. Ich scheine weniger Schlaf zu brauchen und bin beim Erwachen hellwach.

3. Die Darmbewegungen sind stets einfach und vollständig.

4. Ich trage beim Autofahren keine Brille mehr und ein chronisches Tinea-probleme ist verschwunden. Auch diese Veränderungen können zufällig sein.

Im Anschluss an das erfolgreiche Ergebnis mit Rays Programm begann ich mit zwei anderen Personen ein weiteres Programm, die aber eine weniger strikte Diät einhielten. Die Ergebnisse sind wie folgt:

Fallstudie Nr. 2

» *Bei Hans, einen 66-jährigen Mann, wurde Prostatakrebs im Stadium C diagnostiziert. Im Anschluss an eine TUR (transurethale Resektion) am 22. Mai 1991 zeigte sich bei einem CT-Scan von Abdomen und Becken lokales Eindringen des Karzinoms in den linken hinteren Teil der Drüse mit Ausbreitung auf den linken inneren Lymphknoten am Darmbein und linken paraortalen Strang bis zur Höhe des mittleren Abdomens. Verschiedene diskrete Läsionen in der Leber waren ebenfalls ein Hinweis auf vielfache Metastasen. Ein Scan der Knochen war ohne Befund, und das prostataspezifische Antigen (PSA) betrug 7,9. Die Behandlung bestand aus Chirurgie und Androcur (Cyproteronacetat) 50 mg täglich.*

Hans suchte mich am 4. Juni 1991 wegen einer Ernährungsberatung auf. Ich verschrieb ihm eine Diät, die aus Zell Oxygen® 15 ml 3 x täglich, Kyolflüssigextrakt 3 ml 2 x täglich und einer Antioxidantien-Vitaminergänzung mit den Vitaminen A, C, E und dem B-Komplex bestand.

Das Frühstück bestand aus Vollkorn-Flakes oder Eiern und Pilzen. Mittagessen und Abendessen bestanden hauptsächlich aus Gemüsen wie Kohl, Blumenkohl und Brokkoli, sowie zusätzlich Karotten und mindestens einer halben Dose Saft der Roten Bete zweimal täglich. Protein erhielt er aus kleineren täglichen Portionen von Kalbfleisch, Huhn oder Fisch, einschließlich Sashimi und Leber einmal in der Woche.

Sein Zustand hat sich jetzt mit einem PSA von 0,6ng/ml normalisiert.

Fallstudie Nr. 3

» *William, ein 70 Jahre alter Mann, hatte am 4. Juni 1991 ebenfalls*
Prostatakrebs des Stadiums C mit Befall des unteren Lymphknotens. Er bat
mich um Beratung hinsichtlich Ernährung und Diät, bevor er sich vom
18. Juni bis 29. Juli einer Strahlentherapie unterzog. Ich setzte ihn auf eine
Diät, die aus möglichst vielen rohen Nahrungsmitteln, Zell Oxygen® 15 ml
3 x täglich, Kyolpulver, 2 Kapseln zweimal täglich zusammen mit
Betakarotin 20 mg, Vitamin E 500 mg, Vitamin C 2 g, Vitamin A 5000
i.u., Komplex-B-Vitamin und dem Saft von 250 g Roter Bete täglich in
aufgeteilten Dosen bestand. Seit einem Myokardinfarkt 1973 nahm er auch
Adalat, Betaloc, Midamor und Chininbisulfat.

Im Laufe der o. g. Diät sank sein PSA von anfänglichen 12,6 auf 6,2 ng/ml
(26. August 1991) und nach weiteren sechs Wochen auf 2,8 ng/ml
(17. Oktober 1991). Bis zum 26. November war die Tumormasse verschwunden. Bei der Palpation zeigte sich die Prostata weich, von normaler
Größe (nicht hart und gummiartig wie zuvor) und der Durchsatz durch die
Prostata ist wieder normal. Die im Juni aufgetretene Impotenz wurde wieder
durch eine normale Sexualfunktion ersetzt.

Diese drei Fälle sind interessant, weil die Veränderungen ihrer Ernährung
zusammen mit einer eher orthodoxeren Behandlung dabei geholfen zu
haben scheint, die Waage wieder in Richtung eines günstigeren Ergebnisses
für alle drei (und ich möchte hinzufügen, alle späteren) Patienten zu neigen.

Wenn Männer altern, scheint die Prostatadrüse besonders anfällig für
metabolische Unregelmäßigkeiten zu sein. Im Alter von 70 Jahren gibt es
nur sehr wenige Männer, die nicht von einer Vergrößerung der Prostatadrüse

zusammen mit einer Funktionsstörung betroffen sind und die weniger glücklichen von ihnen bekommen schließlich Prostatakrebs. Beide Zustände lassen sich jedoch durch unterstützende Ernährung und Diät, bei welchen die Aufnahme von Redoxsubstanzen und Antoxidantien auf ein Maximum erhöht wird, lindern.

Leider wird bei der digitalen Untersuchung der Prostata ein Prostatakrebs erst festgestellt, nachdem er auf den Knochen übergegriffen hat. Ein sehr viel sicherer Ansatz wäre ein Bluttest alle sechs Monate auf PSA und PAP, damit mit der gewählten Behandlungsmethode vor der Ausbreitung von Metastasen begonnen werden kann.

Angstneurosen – die Laktatverbindung

In einem Leitartikel in der International Clinical Nutrition Review (10) 1985 betonte ich, wie die meisten Berichte über laktische Azidose sich auf Störungen wie z. B. Diabetes Mellitus, Lebererkrankung und Nierenversagen beziehen.

Weniger bekannt war der Zusammenhang zwischen erhöhten Laktatwerten und den psychopathologisch Zuständen der Angstneurose und Agoraphobie. In früheren Studien war festgestellt worden, dass Angstpatienten sowohl Angstsyndrome als auch Laktatwerte im Blut aufweisen, die doppelt so hoch wie bei Kontrollpersonen unmittelbar nach körperlichen Übungen waren.

Eine Untersuchung in neuerer Zeit hat gezeigt, dass Infusionen von Laktat und auch Isoprenalin (Isoproterenol, ein ß-Adrenorezeptor-Stimulans) bei Patienten mit Panikanfällen Angstzustände auslösten. (10)

Panikanfälle bei anfälligen Personen können nach Infusionen nicht nur von Laktat und Isoprenalin, sondern auch Glukose auftreten; es scheint also, dass alle Wirkstoffe, die einen gesteigerten intrazellulären Fluss von Glukose zu Laktat verursachen (der bei anaeroben Zuständen vorherrschend ist), bei anfälligen Personen Panik auslösen können. Im Laufe von Glukoseverträglichkeitstests haben für Angst anfällige Schizophrene eine Zunahme der Angst berichtet, von der nachgewiesen wurde, dass sie mit Anstieg von Laktat und einem hohen Laktat-/Pyruvat-Verhältnis korrelierte.

Die vorherrschenden Symptome der Angstneurose (10) sind Atemlosigkeit, Palpitationen, Nervosität. Müdigkeit, Kopfschmerzen, Reizbarkeit, Schwindel und Episoden extremer Angst. Wenn Atemlosigkeit oder Lufthunger an Orten mit Ansammlungen von Menschen oder eingeschlossenen Orten

Erstickungsgefühle und aktive Vermeidung solcher Orte hervorrufen (Phobie), wird die Störung als Agoraphobie (Angst vor dem freien Platz) bezeichnet. Solche Patienten zeigen eine verminderte Verträglichkeit für Kohlendioxid, verringerte Ventilationsfähigkeit durch zurückgegangenen Sauerstoffverbrauch und bei Stresszuständen erhöhte Laktatwerte. Die meisten Patienten, welchen eine Luftmischung mit erhöhten Kohlendioxidprozentsätzen verabreicht wird, erfahren Symptome, die mit den Symptomen eines Angstanfalles identisch sind.

Sowohl Angstneurose als auch Agoraphobie sind Störungen, die viele Gemeinsamkeiten haben und in einem biochemischen Sinn können sich diese auf einen gestörten Katabolismus der Glukose über den glykotischen Weg und Zwischenprodukte des Krebszyklus und die Steuerung der Laktatbildung beziehen (siehe Abbildung 5, Seite 52). Eine Untersuchung mit 23 agaraphoben Patienten (10) zeigte, dass 50 Prozent dieser untersuchten Patienten einen oder mehrere Vitamin-B-Mängel aufwiesen (besonders Mangel an Thyamin, Pyridoxin und Niacin). Dies war nicht überraschend, weil die meisten dieser Patienten 75 Prozent ihrer Kalorien aus Produkten mit raffinierten Kohlenhydraten bezogen und große Mengen Kaffee, Zucker und Alkohol konsumierten – die alle die Vitamin-B-Werte reduzieren (und die Laktatwerte erhöhen). Drastische Verbesserungen bei der Symptomatologie wurden bei 83 Prozent der Patienten festgestellt, nachdem pharmakologischen Dosen (200 bis 500 mg) B-Vitamine verabreicht wurden. Die Erklärung dieser Verbesserung basierte auf der angenommenen gesteigerten Umwandlung von Laktat in Pyruvat durch Erhöhung des Niacinstatus (und somit der NAD-Werte), durch die das Gleichgewicht der Pyruvat-Laktat-Reaktion umgekehrt würde. Ebenso ist Thiamin eines der wichtigsten Vitamine (in seiner coenzymatischen Form Thyaminpyrophosphat) bei der Aktivierung des insulinabhängigen Pyruvatdehydrogenasekomplexes, durch den das Pyruvatsubstrat durch Acetyl CoA und den Krebszyklus in die Mitochondrien gelenkt wird (siehe Abbildung 5). Pyridoxin ist das Hauptvitamin, das an den Transaminationsreaktionen beteiligt ist, die Substrat zur Versorgung des Krebszyklus und somit den oxidativen Metabolismus erzeugen. Es muss ferner betont werden, dass Pyridoxin therapeutisch zur Behandlung des „Hyperventilationssyndroms" eingesetzt wurde, eine verwandte durch Stress ausgelöste Störung, die durch schnelleres Atmen, Angst und häufig okzipitale Kopfschmerzen und Muskelhypertonie gekennzeichnet ist.

Abbildung 5

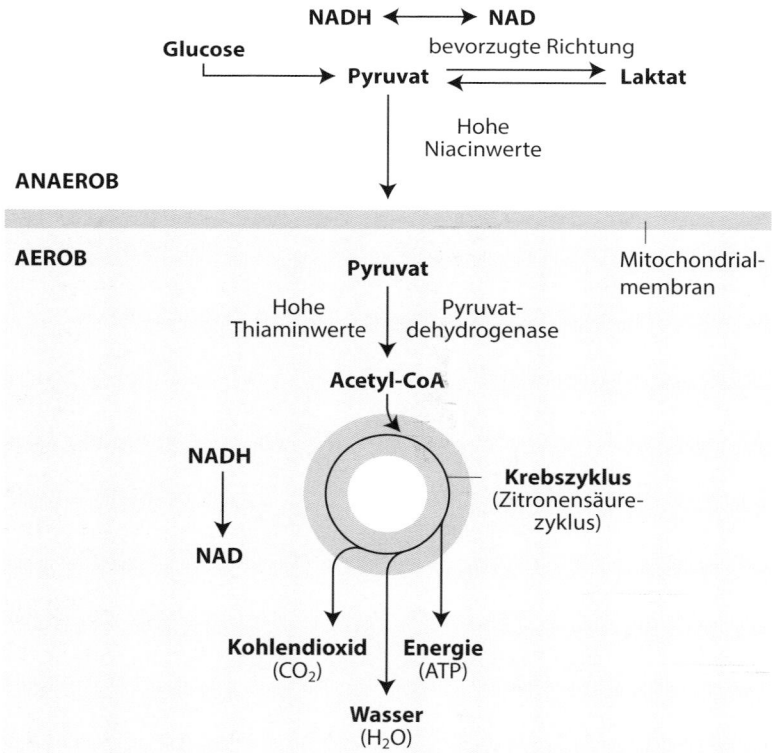

Mikronährstoffe einschließlich Vitamin B1, B3, B6, Magnesium und Coenzym A helfen bei der Reduzierung von Milchsäurewerten bei Patienten mit Angstneurose und Agoraphobie.

Mehrere Arbeitsrichtungen haben nun als Präventivmaßnahme angegeben, dass eine Veränderung der Ernährung und Nährstoffzusätze das Ergebnis bei Patienten mit Angstneurosen oder Agoraphobie positiv beeinflussen kann. Die Hauptansätze für die Ernährung bei Patienten, die an diesen Störungen leiden, sollten Folgendes einschließen:

A. Reduzierung der Verwendung von raffinierten Kohlenhydraten in der Ernährung, insbesondere Sukrose und Fruktose, auf ein Minimum. (Anders als Glukose wird Fruktose unter anaeroben Bedingungen schnell zu Laktat metabolisiert, so dass die Anoxie des Gewebes die Laktatbildung aus Fruktose fördert und den Abbau von Laktat hindert. Da Sorbitol durch Fruktose metabolisiert wird, birgt es wahrscheinlich die gleichen Risiken.)

B. B-Vitamine als Ergänzung (insbesondere Thiamin, Niacin und Pyridoxin). Auch eine Ergänzung durch Magnesium kann indiziert sein, da Magnesium der wichtigste einzelne Aktivator sowohl der glykotischen als auch der mitochondrialen Enzyme ist und das Laktat-/Pyruvatverhältnis durch einen Erschöpfungszustand erhöht wird. Diese Wirkung habe ich seit 1989 durch Anwendung von Zell Oxygen® 15 ml 3 x täglich und K, Mg Aspartat, 800 mg 3 x täglich, erreicht.

C. Verzicht auf Koffein, das das Laktat-/Pyruvatverhältnis erhöht, und auf Ethanol, das die Glukoneogenese aus Laktat hemmt und ferner eine Erhöhung des Laktat-/Pyruvatverhältnisses bewirkt.

D. Medikamente wie z. B. Biguanide vermeiden – insbesondere Phenformin, das im Vergleich zu Metmorfin mit einem sechsmal größeren Auftreten der Laktat-Azidose verbunden ist.

E. Keine anstrengenden Arbeiten bzw. längere körperliche Anstrengungen vermeiden. (10)

Chronisches Ermüdungssyndrom – eine Sauerstoffhungerkrankheit?

Wie in vielen anderen Ländern der Welt, tritt auch in Australien und Neuseeland zurzeit zunehmend das chronische Ermüdungssyndrom (CFS) auf, das früher als postvirales Syndrom oder myalgische Encephalamyelitis (M.E.) bekannt war. Man nimmt an, dass in Australien derzeit bis zu 10.000 Menschen an dieser entkräftenden Krankheit leiden.

Zu den typischen Anzeichen und Symptomen bei Patienten in Australien gehören chronische Müdigkeit mit Anfällen extremer Muskelermüdung häufig zusammen mit Schwindel und der Furcht vor dem Hinfallen. Selbst leichte Anstrengungen können eine Person so schwächen, dass sie zu schwach ist, um ihre Arme oder Beine anzuheben. Einige Menschen haben Schwierigkeiten, eine Tasse zu halten oder ihre Zähne zu putzen. Patienten äußern häufig den Kommentar, dass sie das Gefühl haben, dass mit ihren Muskeln tatsächlich alles in Ordnung ist, außer dass sie sich einfach schwach fühlen. Die Müdigkeit wird häufig von Übelkeit begleitet und unnormale Perioden von Gewichtszunahme oder Gewichtsverlust sind recht häufig. Auch Reizbarkeit und Schlaflosigkeit sind häufig. Veränderungen der Wahrnehmung, verschwommene Sicht, Lärmunverträglichkeit treten oft auf. Muskelschmerzen sind in einigen Fällen zusammen mit Muskelzucken, Kopfschmerzen und neuralgischen Schmerzen, insbesondere am Kopf und Nacken, die in jedem Körperteil auftreten könnten, herausragende Merkmale.

Bei Patienten können sich Perioden von Obstipation mit Diarrhöe abwechseln, und sie leiden oft an Ödemen und Bereichen von Paraesthesien in bestimmten Körperteilen. Auch geschwollene Lymphdrüsen werden zusammen mit Empfindlichkeit gegenüber Nahrungsmitteln und Medikamenten berichtet. Beim typischen Patienten kommt es zu Anfällen von Kurzatmigkeit, die nicht wie Asthmaanfälle sind, aber mehr dem Lufthunger und manchmal einem Gefühl des Erstickens ähnlich sind. Diese Symptome können auch von Herzrhythmusstörungen begleitet werden. Dieses Gefühl des „Lufthungers" und Erstickens steht in keinem Zusammenhang mit einer Bronchokonstriktion, sondern eher mit Problemen des Sauerstofftransportes durch den Blutstrom und/oder der Sauerstoffverwendung durch die Mitochondrien.

In der Vergangenheit dachte man, dass die Ursache dieser Störung mit der Exposition gegenüber Pathogenen wie z. B. dem Coxsackie-8-Virus, Epstein-Barr-Virus, Ross-Fiebervirus und in jüngerer Zeit dem B-lymphotropischen Virus beim Menschen (HBLV) zusammenhängt. Eine Forschungsgruppe in Sydney, die unter der Leitung von Dr. Andrew Lloyd und John Dwyer arbeitet, hat Patienten mit konzentrierten Infusionen von intravenösem Gammaglobulin behandelt, doch sind die Ergebnisse zum jetzigen Zeitpunkt zweifelhaft. Eine faszinierende Entwicklung in dieser fortlaufenden Sage kam von Dr. Tapen Mukherjee, dem Leiter der Elektronenmikroskopabteilung des Adelaide Institute of Medical and Veterinary Science, der feststellte, dass sich bei einigen Patienten, wenn sie einen Rückfall haben, die Form ihrer roten Blutkörperchen ändert. (11) Die Deformationen schließen Spherocyten, Stomatocyten und einige ungewöhnliche Formen ein, die sich am besten mit Spherocyten mit Dellen beschreiben lassen (siehe Abbildung 6, Seite 56). Die Membranoberfläche der meisten abartigen Formen hatte fokal oder insgesamt ein raues granulares Aussehen. Die Membranen dieser deformierten roten Zellen waren fest, und hier könnte ein Teil des Puzzles der chronischen Muskelermüdung liegen, die beim CFS-Patienten auftritt.

Abbildung 6

Elektronenmikroskop-Scans zeigen:

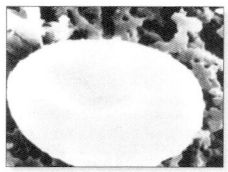

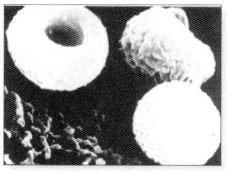

A. Erythrozyten (rote Blutkörperchen)
mit normaler Morphologie

B. deformierte Erythrozyten bei
CFS-Paienten mit Rückfall

Dr. Mukherjee (11) erklärt dies wie folgt: „Wie wir wissen, ist Blut ein wesentliches Organ, das für die optimale Versorgung mit Nährstoffen und den Austausch von Abfallprodukten aus allen Zellen des Körpers verantwortlich ist. Um diese Aufgabe auszuführen, beginnen wir mit dem Herzen, das das Blut und seine Bestandteile durch Arterien, Arteriolen und dann die Kapillargefäße pumpt. Die Abfallprodukte werden in venösen Kapillargefäßen gesammelt und fließen in die kleinen Venen, dann in die Venen und schließlich zum Herzen zurück, um noch einmal in die Lunge gepumpt zu werden, wo der Austausch des verbrauchten Kohlenmonoxids gegen frischen Sauerstoff erfolgt, und gelangen dann wieder zum Herzen, um dieses mit Sauerstoff angereicherte Blut zu den ‚entlegensten Teilen' des Körpers zu transportieren. In diesen ‚entlegensten Teilen' des Körpers zirkuliert das Blut durch die sehr kleinen Kapillargefäße, deren Durchmesser im Vergleich zu dem Durchmesser der roten Blutkörperchen von acht Mikron rund drei Mikron beträgt. Dort wird die bikonkave Form des roten

Blutkörperchens sehr wichtig für ihre Form und die normalen elastischen Eigenschaften der Membran des roten Blutkörperchens und seines Cytoskeletts, die zusammen ermöglichen, dass sich das rote Blutkörperchen durch den kleinen Durchmesser der Kapillargefäße zwängt. Normalerweise werden die entlegensten Körperteile auf diese Weise mit Sauerstoff und Nährstoffen versorgt.

Wenn sich aber die Form des roten Blutkörperchens verändert, wie dies bei unserer Erfahrung mit den Blutproben von CFS-Patienten der Fall ist, verlieren die roten Blutkörperchen nicht nur ihrer Form, sondern auch ihre Elastizität und können somit nicht mehr durch die kleinsten Kapillargefäße oder Blutgefäße gelangen.

Wenn diese Mikrozirkulation durch das beschriebene Verfahren unterbrochen wird, kommt es in den Gehirnzellen, d. h. Neuronen, oder den Muskeln oder einem anderen Körperteil, wo immer dies auftritt, plötzlich zu einem Mangel an frischem Sauerstoff und Mangel an chemischem Austausch der Abfallprodukte, was eine lokale laktische Azidose zur Folge hat. Die Schwere der Reaktion auf solche regionale Defekte der Mikrozirkulation kann in Abhängigkeit von Dauer und Umfang eines solchen Verschlusses sehr groß oder vorübergehend sein. In der Tat wissen wir bereits, dass bei bekannten Krankheiten wie Sichelzellenanämie, fokale Verschlüsse auftreten. Wenn somit solche Defekte der Mikrozirkulation eintreten und eine Gruppe von Neuronen oder Nervenzellen betroffen sind, kann das auftreten, was wir neurogene Symptome nennen, wenn andererseits eine Gruppe von Muskelzellen betroffen ist, resultiert dies in Muskelermüdung oder Schmerzen oder beides. Da die Mikrozirkulation letztendlich die Methode ist, durch die der Körper sein physiologisches Gleichgewicht aufrechterhält, würde eine Störung ebenso in irgendeinem Körperteil auftreten, sei es im Herzen, in der Lunge oder an einer anderen Stelle und vielleicht die Symptome verursachen, die mit CFS verbunden sind."

Diese Feststellungen unterstützen auch die Ergebnisse von Dr. Arnold und seiner Kollegen von der Universität Oxford, die nachwiesen, dass es bei einem CFS-Patienten nach geringer Anstrengung zu einer unnormal frühen intrazellulären Azidose kam. (12) Sie unterstützen auch die Ergebnisse von Behan und seiner Mitarbeiter von der Universität Glasgow, die 50 Patienten mit postviralem Ermüdungssyndrom untersuchten. Bei der klinischen Untersuchung konnte in keiner Muskelgruppe der Patienten eine Muskelschwäche festgestellt werden, nach einer Anstrengung jedoch (Zusammendrücken des Gummiballs eines Ergometers während einer Minute), blieb die resultierende Schwäche im Armmuskel bis zu einer Stunde lang bestehen. Ebenso kam es bei zehn Patienten, nachdem sie 40 Stufen aufgestiegen waren, zu einer symmetrischen proximalen Schwäche, die bis zu 3 Stunden anhielt. Muskelbiopsien waren bei allen untersuchten 20 Patienten unnormal.

Viele Muskelfasern waren nekrotisch und die Mitochondrien hatten verdächtig zugenommen. Unnormaler Muskelmetabolismus war offensichtlich und unnormal frühe intrazelluläre Azidose bei Anstrengungen (zusammen mit der erhöhten Produktion von Milchsäure) wurde nachgewiesen. Die Frage „Welches Merkmal oder welche Merkmale verursachen diese einzigartigen Veränderungen in den Zellmembranen der roten Blutkörperchen von Patienten mit einem akuten Ermüdungsanfall?" sollte sofort gestellt werden.

1988 verschickte ich einen vorläufigen Fragebogen durch die M.E. (CFS) Association in Adelaide, Südaustralien, mit Fragen zu chemischen Produkten in der Umwelt, denen Mitglieder möglicherweise ausgesetzt gewesen waren. Es schien, dass eine große Mehrheit der kontaktierten CFS-Patienten mit chemischen Produkten in der Umwelt oder Umweltverschmutzung ausgesetzt waren oder ausgesetzt sind. Einige arbeiteten in chemischen Werken, andere befanden sich in Gegenden mit Obstplantagen, Getreide- und Baumwollanbau, die regelmäßig aus der Luft mit Herbiziden und

Pestiziden besprüht wurden. Viele stellten direkt im Anschluss an einen solchen Kontakt eine Verschlechterung ihres Zustandes fest.

Ich bin zur Zeit der Meinung, dass ein Virus oder Pathogen zwar einen Anfall von CFS-Symptomen auslösen oder deren erstes Auftreten ankündigen kann, einige andere chemische Produkte in der Umwelt aber die hauptsächliche Auswirkung auf anfällige Menschen haben, indem sie ihr Immunsystem schwächen, die Nervenübertragung blockieren und die Blutzirkulation in das Muskelgewebe reduzieren, indem sie eine reversible Deformation von roten Blutkörperchen einleiten; und im Lichte der Kenntnisse aus jüngerer Zeit kann sich die chemische Schädigung auch auf die Mitochondrialmembranen und damit zusammenhängende respiratorische und/oder mtDNA-Enzyme auswirken. Diese Veränderungen werden höchstwahrscheinlich nur in manchen Muskelfasern festgestellt, so dass eine kurzfristige anaerobe Muskelbetätigung nicht zu den Ermüdungssyndromen führt, wenn aerobe Betätigung erforderlich ist.

Es ist bekannt, dass biologische Membranen, einschließlich die Membranen der Erythrozyten, Lymphozyten und Mitochondrien Lipide enthalten, in welchen sich das lösliche Fett und andere chemische Produkte ansammeln können und die in ihrer aktivierten Form als „ungebundene Radikale" in die Struktur und Funktion der Membran eingreifen, was die Membranveränderungen bei roten Blutkörperchen hervorruft. Durch die veränderte Membran wird verhindert, dass sich die roten Blutkörperchen durch den kleinen Durchmesser der Kapillargefäße zwängen und es zu Schäden an den Mitochondrien der Körperzellen kommen kann. Mit anderen Worten, bestimmte fettlösliche chemische Produkte gelangen in den Körper und verursachen eine Schädigung der biologischen Membranen mit katastrophalen Folgen. Daher die Bedeutung der Identifizierung und Entfernung der angreifenden chemischen Produkte und gegebenenfalls die Einleitung eines gut kontrollierten Entgiftungsprogrammes bei gleichzeitiger Optimierung des Körperstatus an Antioxidantiennährstoffen bei betroffenen Patienten.

Dr. Tapen Mukherjee hat zwar mittels Elektronenmikroskopie spezifische Veränderungen der Erythrozytenform bei CFS-Patienten nachgewiesen, die einen Rückfall hatten, es gab aber weder einen direkten Nachweis zur Verbindung der chemischen Produkte mit diesen Formveränderungen, noch wurden erhöhte Zwischenmetaboliten festgestellt, obwohl bei CFS-Patienten intrazelluläre Azidose berichtet wurde.

In Australien entdeckte ich einen indirekten Nachweis für einen Zusammenhang zwischen chemischen Produkten und CFS aus zwei verschiedenen Quellen. Erstens zeigten die Daten, die ich 250 Fragebögen entnommen hatte, die von CFS-Patienten in Adelaide, Südaustralien und Lismore, NSW, ausgefüllt worden waren, eine Vorgeschichte der Exposition gegenüber chemischen Produkten bei 70 bis 80 Prozent der antwortenden Personen. Viele beschrieben detailliert, wie das erste Auftreten der Symptome (oder Verschlimmerung der Symptome) mit einer Exposition gegenüber chemischen Produkten im Zusammenhang zu stehen schien (einschließlich Anwendung mehrerer Medikamente und Anästhesie während Operationen). Die zweite Quelle stammte von einer Gruppe von Ärzten in Sydney, die während eines Zeitraumes von 12 Monaten routinemäßig das Blut von 300 CFS-Patienten auf chemische Produkte untersucht hatten. Die Zusammenstellung dieser Daten durch Dr. Mark Donohoe (ein Arzt aus Sydney) zeigt erhöhte Blutwerte für viele chemische Produkte, einschließlich DDT, ODE, Hexachlorbenzen, Dieldrin, Toluol, Xylene, Styrene, Tetrachlorethylen, Dichlormethan und PCB-Isomere. Diese Substanzen sind höchst fettlöslich, lagern sich leicht in adipösem Gewebe und würden erwartungsgemäß bei Perioden von Gewichtsverlust, starker Anstrengung, tiefer Gewebemassage und Saunaaufenthalten mobilisiert. Tatsächlich verschlimmern sich die CFS-Symptome zu solchen Zeitpunkten oft und können in der Tat die Folge von durch ungebundene Radikale ausgelösten zerstörenden Membranveränderungen sein, von denen die Mitochondrien, Erythrozyten, Lymphozyten und möglicherweise sogar eine ganze Reihe von im Gewebe gebundenen Enzymen betroffen sind, die für die xenobiotische Entgiftung verantwortlich sind (z. B. P450 Cytochrome).

Ich postulierte dann, dass derartige destruktive Membranveränderungen zu intrazellulärem Sauerstoffhunger in Geweben führen müsste, was eine Ansammlung und Freisetzung von nichtoxidierten Glykolyse-Endprodukten aufgrund von reduzierter Mitochondrienfunktion zur Folge hätte. Um diese Hypothese weiter zu prüfen, beschlossen Dr. Alan Mcleay, bei Clinical Assays in Sydney, und ich, sowohl die Laktat- als auch Pyruvatwerte in venösem Blut zu messen, das sechs nicht fastende symptomatischen CFS-Patienten entnommen wurde. Wir stellten erhöhte Werte sowohl für Laktat als auch Pyruvat, wie in Abbildung 7 – Seite 64 gezeigt, fest. Obwohl es sich um vorläufige Feststellungen handelt, unterstützen diese Ergebnisse (13) die Feststellung von unnormal früher intrazellulärer Azidose, die bei anderen CFS-Patienten bei Anstrengungen berichtet wurde und jetzt spezifisch erhöhte Pyruvat- und Laktatwerte bei CFS-Patienten im akuten Stadium nachweisen. Diese Ergebnisse waren eine weitere Bestätigung für meine Annahme eines metabolischen Defektes, der ein Abkoppelung der Mito-chondrialfunktion vom glykolytischen Prozess zur Folge hatte und in der Ansammlung von Laktat und Pyruvat resultierte.

Zur gleichen Zeit, zu der wir eine Ansammlung von glykolytischen Meta-boliten bei CFS-Patienten nachgewiesen hatten, zeigte mein Kollege Dr. Mark Donohoe vom nicht weit entfernten Zentrum für Umweltmedizin in Sydney, dass CFS-Patienten im Schlaf (und möglicherweise auch während des Tages) längere Zeit aufhörten zu atmen. Wie in Abbildung 8 gezeigt, stellen CFS-Patienten die Atmung 30 Mal in der Stunde (d. h. alle 2 Minuten) 20 Sekunden lang ein.

Abbildung 7

Zwischenmetaboliten bei CFS-Patienten (Venöses Blut)

	Laktat (mmol/l)	Pyruvat (micro mol/l)
J.S.	1.73	318.0
S.G.	4.91	390.0
R.B.	2.05	068.3
P.C	1.91	358.0
P.Q.	1.11	307.0
M.K.	1.34	358.0
normale Werte	**(0.55 - 1.15)**	**(41 - 67)**

Die gleichen Platienten reagierten hervorragend auf ein 20 Minuten andauerndes Radfahren mit Einatmen von Sauerstoff. Die Wirkung hielt 24 Stunden an. Diese kombinierten Feststellungen waren eine weitere Bestätigung meiner Annahme, dass CFS eine Sauerstoffhungerkrankheit ist.

Während der letzten drei Jahre habe ich Zell Oxygen® 15 ml 3-4 Mal täglich als Redoxsubstratunterstützung und Antioxidantien-Nährstoffunterstützung zusammen mit K, Mg, Aspartat, 800 mg 3-4 Mal täglich und einer Kombination von Ginkgo biloba 1:2, Panax Ginseng 1:2 mit oder ohne Echinacea 1:2 oder andere patientenspezifische Kräuter mit einer stark gestiegenen Erfolgsrate insbesondere bei Patienten, die weniger als drei Jahre lang Symptome zeigten, empfohlen.

Leistungsverbesserung bei Anstrengungen

Das gesamte Gebiet dieser Nahrungsergänzung war stets kontrovers. Es ist wahrscheinlich fair, wenn man sagt, dass es in Wirklichkeit keine „goldenen Pillen" für die Ernährung gibt, die eine plötzliche und drastische Leistungs- verbesserung hervorrufen. Solche Substanzen sind gewöhnlich pharma- kologische Wirkstoffe oder Steroide, aber keine Nährstoffe. Eine suboptimale metabolische Funktion kann aber durch eine völlige Veränderung des Lebensstils verbessert werden, zu der Aerobicübungen, eine bessere Diät und reichhaltige Ruhezeiten besonders bei Athleten in Wettbewerben gehören, wo aufgrund eines intensiven Trainingsprogrammes und Wettbe- werbs ein erhöhter Bedarf an Energie und Nährstoffen besteht, aber auch bei Menschen, die den Höhepunkt ihrer Fitness nicht erreicht haben. In beiden Situationen gibt es Nachweise dafür, dass Zell Oxygen® eine nützliche Ergänzung sein kann.

Prof. Dr. E. Dörling aus Hamburg untersuchte die Reaktionszeit, Leistung (auf dem Ergometerfahrrad) und Erholungskoeffizienten bei fünf Personen vor und nach der Zell-Oxygen-Therapie. 14 Verbesserungen der Reaktions- zeit wurden bei allen Testpersonen nach fünf Wochen Zell-Oxygen-Therapie und ein Anstieg der Ergometerbelastungsfähigkeit um rund 30 Prozent bei konstanter Geschwindigkeit und minimaler Herzschlagfrequenz nachge- wiesen. Der Erholungskoeffizient (gemessen als Verhältnis des zusätzlichen Sauerstoffverbrauchs während der Arbeitsphase, geteilt durch den zusätz- lichen Sauerstoffverbrauch während der Erholungsphase) verbesserte sich bei allen Testpersonen und war ein Anzeichen für Verbesserungen der Vitalität und Funktionsfähigkeit.

Feststellungen von Dr. Lars McNaughton bei Topathleten, die während eines Versuchs am Tasmanian State Institute of Technology in Launceston,

Australien, Zell Oxygen® nahmen, vor einigen Jahren, zeigten an, dass Zell Oxygen® keine weitere Verbesserung zur Folge hatte, wenn die Spitze der Fitness bereits erreicht war.

Schutz gegen oxidative Schädigung der Leber und möglicherweise anderer Organe wurde von M. Fechner als Teil einer Dissertation am Institut für Sportmedizin der Universität Frankfurt nachgewiesen.

Abbildung 8

Auftreten von Hypopnoe bei 1 Stunde Schlaf - Zahl der Ereignisse.
(Zentrum für Umweltmedizin)

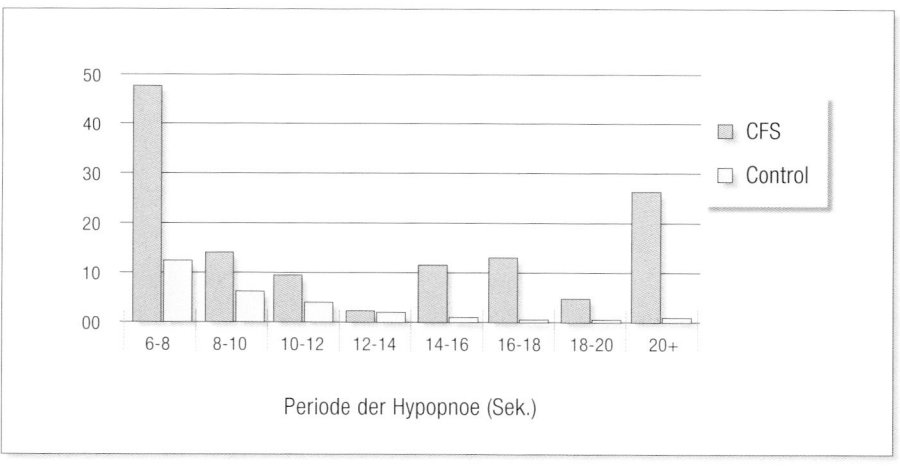

Eine signifikante Reduzierung der Leberenzyme SGOT, SGPT und GGT wurde bei sieben Fünfkämpfern festgestellt (Reiten, Fechten, Schießen, Schwimmen und Laufen), die während eines Zeitraumes von sechs Monaten Zell Oxygen® nahmen, im Vergleich zu sechs Athleten, die am gleichen anstrengenden Training und Wettkämpfen teilnahmen, aber Plazebos erhielten.

Diese schützende Wirkung von Zell Oxygen® bei jungen Athleten unter großem Trainings- und Wettbewerbsstress beruht wahrscheinlich auf der Fähigkeit der Zell-Oxygen-Antioxidantien, die bei Dauerleistungen erzeugten „ungebundenen Radikalen" aufzunehmen.

Meine eigenen klinischen Beobachtungen mit Athleten (hauptsächlich Schwimmer und Ruderer) zeigen an, dass eine Kombination von Zell Oxygen® 20 ml 3 x täglich plus K, Mg, Aspartat 800 mg 3 x täglich und Coenzym Q 10 100 mg täglich die Symptome der Ermüdung nach Anstrengungen, Angst, Atemlosigkeit und Tachykardie reduzieren kann. Diese Symptome sind höchstwahrscheinlich mit einem nicht metabolisierten Laktatrückstand verbunden.

Nur am Rande bemerkt – ein Pferdetrainer erzählte mir vor kurzer Zeit, dass die meisten Traber, die in Sydney gewinnen, Zell Oxygen® als Nahrungsergänzung erhalten. Offensichtlich kann eine solche Ergänzung einem Traber zusätzliche ein oder zwei Meter bei einem Rennen verschaffen und kann, da es eine Nahrungsergänzung ist, nicht im Blut oder Urin als Medikament nachgewiesen werden.

Zell Oxygen® und Candidiasis

Seit einigen Jahren besteht bei Gesundheitsfachleuten der allgemeine Eindruck, dass Nährhefen sowohl Infektionen (Soor) und chronische Wucherung von Candida albicans verstärken. Diese Denkweise hatte sich aus dem Auftauchen von „hefelosen" Diäten für Patienten mit chronischer Candidiasis ergeben. Das bedeutet keine Hefeextrakte wie z. B. Promite oder Vegemite, keine hefehaltigen Backwaren wie Brot, Getränke wie Bier oder Fruchtsaft usw. Mein Interesse wurde also geweckt, als ich verschiedene Forschungsarbeiten sah, in welchen nachgewiesen wurde, das Saccharomyces cerevisiae (der Zell-Oxygen-Stamm der Hefe) tatsächlich eine antagonistische Wirkung gegen C. albicans hat.

Bei der ersten Arbeit handelte es sich um Untersuchungen bei Tieren in den BIOCODEX-Labors in Paris. Die Forscher führten verschiedene Versuche mit vier Gruppen von männlichen Wistar-SPF-Ratten durch. Nach der Ernährung der vier Gruppen acht Tage lang mit einer hefelosen Diät und adäquater Ernährung erhielt die Gruppe 1 nur Candida und die Gruppe 2 Candida plus Saccharomyces boulardii 17 (die andere Bezeichnung für Saccharomyces cerevisiae), während Gruppe 3 Ampicillin-Antibiotika und Candida und Gruppe 4 Ampicillin, Candida albicans und Saccharomyces erhielt. Alle Tiere wurden fünf Tage nach dem Befall getötet und der Magen-Darm-Trakt aseptisch entfernt.

Die Ergebnisse zeigten, dass die Kontrolltiere in Gruppe 1 einen durchschnittlichen Befall von Candida im Vergleich zu der mit Ampicillin behandelten Gruppe (Gruppe 3) aufwiesen, was eine gute Implantation nachwies. Als der Candida-Gruppe (Gruppe 2) Saccharomyces gegeben wurde, konnte bei keinem Tier Candida albicans festgestellt werden. Somit hatte Saccharomyces die Wucherung von Candida wirksam bekämpft. Selbst in Gruppe 4, der Ampicillin zusammen mit Saccharomyces gegeben wurde, konnte nur eine geringe Anzahl Candida albicans festgestellt werden und die Candida-Nachweise waren bedeutend geringer als die in Gruppe 3 mit dem Wert $p < 0,03$.

Die Forscher kamen zu dem Schluss, dass die Saccharomyces-Hefe ein wichtiger Faktor beim Schutz gegen Implantation und Wucherung von Candida albicans sowohl bei Vorhandensein als auch Nichtvorhandensein des Antibiotikums Ampicillin war. Es gab mit Sicherheit keinen Nachweis für eine Zunahme der Wucherung von Candida.

1982 fügte eine andere Gruppe französischer Forscher (16) dem Trinkwasser von Mäusen eine konzentrierte Suspension von Saccharomyces in einer Konzentration· hinzu, die ausreichte, um eine Hefepopulation beizubehalten, die 50 bis 100 Mal größer als die im Verdauungstrakt nach einer einzigen Inokulation spontan festgestellte war. Unter solchen Bedingungen gab es einen Nachweis für eine deutliche antagonistische Wirkung gegen das vorher festgestellte C. albicans. Dies wurde durch eine 50- bis 100-fache Abnahme der Population von C. albicans nachgewiesen. (16)

Durch Anwendung dieser Feststellungen auf die Situation des Menschen schlossen die Forscher, dass selbst wenn die Saccharomyces-Ergänzung nicht zur vollständigen Eliminierung von C. albicans aus dem Verdauungstrakt führte, eine 50- bis 100-fache Abnahme der Candida-Population immer noch ausreichend war, um schädliche pathogene Wirkungen von unkontrollierter Wucherung zu verhindern.

In der Tat haben Untersuchungen beim Menschen in vivo nun gezeigt, dass diese Vorhersagen korrekt sind. Beim Menschen kommt es zu Candida-Infektionen gewöhnlich bei längerer Erkrankung oder Stresssituationen im Leben, im Anschluss an die Verabreichung von Antibiotika, Immunsuppressoren, Antimitotika und oralen Verhütungsmitteln. Hormonveränderungen im Zusammenhang mit Schwangerschaft sind eine offensichtliche Ursache vaginaler Candidiasis und Endocrinopathien wie z. B. Hypoparathyroidismus. Adrenalininsuffizienz und Diabetes wurden ebenfalls als Faktoren angeführt welche die Candidiasis fördern. Es gibt eine französische Untersuchung (17), die 30 Fälle von digestiver Candidiasis berichtet (einschließlich sechs mit bukaler, 156 mit intestinaler und 8 mit anal-rektaler Wucherung), die mit Ultra-Levure (Saccharomyces boulardii oder Saccharomyces cerevisiae) erfolgreich behandelt wurden. Bei bukaler Candidiasis wurde durch Auswaschen des Mundes mit Saccharomyces eine schnelle Besserung des Zustandes bei allen Personen erreicht. Bei intestinaler Candidiasis waren die meisten Ergebnisse günstig, vorausgesetzt, eine längere Behandlung wurde durchgeführt, manchmal zusammen mit multi-digestiver Enzymtherapie. Bei anal-rektaler Candidiasis wurden durch gynäkologische Spülungen zusammen mit systemischer Behandlung die besten Ergebnisse erzielt. Die Saccharomyces-Dosis in allen Fällen betrug sechs Kapseln (Minimum).

Bei dem vielleicht überzeugendsten Versuch zur Untersuchung der Wirkung von Saccharomyces als Anti-Candidawirkstoft waren 388 Patienten beteiligt, die mindestens fünf Tage lang wegen einer Erkrankung der Bronchien und Lungen oder ENT-Infektionskrankheit mit Antibiotika behandelt wurden. (18) Bei Bedingungen mit doppelter Placebokontrolle zeigte diese an mehreren Zentren in Frankreich durchgeführte Untersuchung, dass 25 Prozent der mit Placebo behandelten Patienten intestinale oder kutan-mucosale Komplikationen entwickelten, die aus der Antibiotikatherapie resultierten, im Vergleich zu nur 6,53 Prozent der mit Saccharomyces behandelten Gruppe. Diarrhöe trat bei 17,46 Prozent der Placebo-Gruppe im Vergleich zu 4,52 Prozent der behandelten Gruppe auf und die auffallendste Candidiasis zeigte sich bei 12,17 Prozent der Kontrollpersonen, aber nur bei 2,00 Prozent der mit Saccharomyces behandelten Gruppe.

Wir verfügen nun über Untersuchungen in vivo, welche die Wirksamkeit von Saccharomyces cerevisiae bei der Bekämpfung von Infektionen mit Candida albicans bei Tieren und Menschen nachweisen.

Schlussfolgerung

1984 begab ich mich zu einem anstrengenden eintägigen Skilanglauf-Aufenthalt in die südaustralischen Alpen. Am Abend zuvor hatte ich mehr als genug Alkohol, Kaffee und mächtige Desserts zu mir genommen und beim Skilaufen am nächsten Tag verschlang ich mehrere Tafeln Schokolade und Trockenobst. Als ich abends zur Skihütte zurückkam, war ich erschöpft und außer Atem. Mein Herz raste und meine Hände waren klamm und kalt. Ich spürte eine extreme Ermüdung der Muskeln. Im Laufe der Nacht spürte ich akute Angst, ein Gefühl des nahen Endes und kämpfte mit wiederkehrenden Panikperioden.

Das war meine erste Erfahrung der Wirkung des „mitochondrialen Ausfalls", ich spürte die Wirkungen von Sauerstoffhunger, laktischer Azidose und einem hohen Adrenalinspiege l. Kurz nach dieser Erfahrung begann ich, ähnliche Symptome bei vielen meiner Patienten festzustellen, die sich nicht besonders anstrengen. Damals wurde mir zum ersten Mal klar, wie weit verbreitet diese Erfahrungen des Sauerstoffhungers waren.

Aerobe Übungsformen und Techniken für richtiges Atmen leisten einen großen Beitrag, um sicherzustellen, dass der Körper des Menschen ausreichend mit Sauerstoff versorgt wird, doch ist für die meisten Menschen das wirkliche Geheimnis einer umfassenden guten Gesundheit nicht die Sauerstoffaufnahme. Das wirkliche Geheimnis ist die Sauerstoffverwendung, und der Mechanismus, der dafür verantwortlich ist, beruht stark auf der Integrität der Mitochondrien und der Enzyme der oxidativen Phosphorylation, die für die ATP-Produktion und Energie verantwortlich sind.

Aufgrund des wechselvollen Zusammenspiels von durch Genetik und ungebundene Radikale ausgelösten Veränderungen der Mitochondrialfunktion
sind mitochondriale Störungen klinisch und biochemisch heterogen, daher
die Verschiedenheit, wie sich die betroffenen Personen klinisch darstellen.
Sie sind jedoch alle durch Defekte der oxidativen Phosphorylation gekennzeichnet und führen zu einer verringerten ATP-Produktion. **Dies ist der
grundlegende Gedanke hinter der therapeutischen Verwendung von Ergänzungen, die als Substrate und Mitfaktoren wirken können, um die mito-
chrondrialen bioenergetischen Wege zu stimulieren.**

Literaturnachweis

1. **Linnane AW, Marzuki S, Ozawa T, Tanaka M**. Mitochondrial DNA mutations as an important contributor to ageing and degenerative diseases. Lancet 1, 642-64S (1989)

2. **Anderson S, Bankier AT, Barrel BG,** et al. Sequence and organization of the human mitochondrial genome. Nature 290, 4S7-465 (1981)

3. **Giles RE, Blanc H, Cann HM, Wallace DC.** Matemal inheritance of human mitochondrial DNA. Proc Natl Acad Sei USA 77, 6715-6719 (1980)

4. **Trounce I, Byrne E, Marzuki S.** Decline in skeletal muscle mitochondrial respiratory chain function: possible factor in ageing. Lancet 1, 637-639 (1989)

5. **Levine S, Kidd P.** Antioxidant Adaptation – Its Role in Free Radical Pathology. Biocurrents – Allergy Research Group USA (1985)

6. **Howell E.** That Status of Food Enzymes in Digestion and Metabolism. Publ National Enzyme Company 111 USA (1946)

7. **Lingnert H, Akesson G, Eriksson CE.** Antioxidant Effect of Superoxide Dismutase from Saccharomyces cerevisiae in Model Systems. J Agric Food Chem 37, 23-28 (1989)

8. **Schneider R, Eckerskorn C, Lottspeich F, Schweiger M.** The human ubiquitin carrier protein E2 (M,=17,000) is homologaus to the yeast DNA repair gene RAD 6. The EMBO Journal 9(5), 1431-1435 (1990)

9. **Seeger P. Cancer:** A How-To Guide for Living With(Out) It. (English translation by the Cancer Information and Support Society, Sydney, Australia (1990)

10. **Buist R. Editorial.** Anxiety Neurosis – The Lactate Connection. Int Clin Nutr Rev 5(1), 1-3 (1985)

11. **Mukherjee TM, Smith K, Maros K.** Abnormal Red-Biood cell morphology in myalgic encephalomyelitis. Lancet 2, 328-329 (1987)

12. **Arnold Dl, Radda GK, Bore P J, et al.** Excessive intracellular acidosis of skeletal muscle on exercise in a patient with a post-viral exhaustion/fatigue syndrome. Lancet 1, 1367-1368 (1984) .

13. **Buist R.** Elevated Xenobiotics, Lactate and pyruvate in CFS patients. J Orthomolecular Med 4(3}, 170-172 (1989)

14. **Dorling E.** Preservation of functional capacity: vitalization; performance training and minimization of catabolic phenomena due to old age. Lecture held in the Lehr-und Forschungsinsitut fur industrielle koordination, Harnburg (1977)

15. **Seguela JP, Massot J, Nesson J, Patte F.** Action of Saccharomyces during experimental infestation with candida albicans in the normal rat and in the rat treated with antibiotics (in French). Bulletin de la Societe de Mycologie Medicale Tome VIII No 2, 199-202 (1978)

16. **Ducluzeau R, Bensaada M.** Comparative effect of a single or continuous administration of „Saccharomyces bou/ardii" on the establishment of various strains of „Candida" in the digestive tract of gnotobiotic mice (in French). Ann Microbiol (Inst. Pasteur) 133 B, 491-501 (1982)

17. **Guilbaud JF.** The treatment of digestive and mico-cutaneous candidiasis by large doses of Ultra-Levure (in French). Extrait de la Vie Medicale No 8, Fevrier 4/1975

18. **Controlled Double-Blind Clinical Trials of Parenteral.** Multicentre study by 25 physicians of 388 cases. Laboratoires BIOCODEX

19. **Rahman S, Thorburn DR, Blok R, et al. Mitochondria and Human Disease.** Todays Life Science, pp 20-28 October 1993

Über den Autor

Dr. Robert A. Buist BSC (hons) PhD

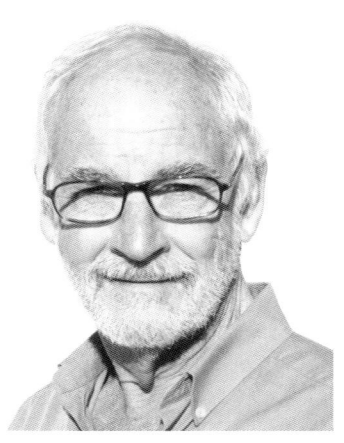

Dr. Buist schloss sein Studium an der Macquarie Universität mit einem Doktor in medizinischer Chemie und Pharmakologie ab, bevor er beim Gesundheitsministerium des Staates New York 1976 eine Forschungstätigkeit für Postgraduierte aufnahm. Er ist Gründungsmitglied des Australasian College of Tropical Medicine, Mitglied der Australian Association of Clinical Biochemists und Mitglied des Clinical Nutrition Certification Board der International and American Association of Clinical Nutritionists. Während der letzten 18 Jahre hat er Ärzte, Pharmazeuten und andere Angehörige der Gesundheitsberufe in der Anwendung der Ernährungsmedizin ausgebildet. Er führt zurzeit eine Ernährungs-Privatklinik in Sydney, leitet die „International Academy of Nutrition" und ist Herausgeber der Vierteljahreszeitschrift, „International Clinical Nutrition Review". Zudem ist er Autor mehrerer Bestseller, darunter „The Cholesterol Myth" (Pan Macmillan, 1992).

IMPRESSUM

Dr. Robert A. Buist
Sauerstoffmangelsyndrome

Krebs – Chronicle Fatigue Syndrom (CFS) – Neurosen – Leistungsschwäche. Eine Aufgabe für Enzym-Hefezellen.

ISBN 978-3-944-59201-5

2. Auflage 2013

Bibliographische Information der Deutschen Nationalbibliothek. Die Deutsche Nationalbibliothek verzeichnet diese Publikation in der Deutschen Nationalbibliographie; detaillierte bibliographische Daten sind im Internet über http://dnb.d-nb.de abrufbar.

© Eubiotika M.O. Verlag e.K., 65183 Wiesbaden, www.eubiotika-verlag.de

Lektorat: Maja Kunze

Gestaltung: MK Kontur - Manuela Kloos

Grafiken: MK Kontur - Manuela Kloos, Wolfgang Herzig

Bildnachweise: Dr. Wolz Zell GmbH, Dr. Tapen Mukherjee, Dr. Robert A. Buist, fotolia (Umschlag)

Printed in Germany